湿证发微　寒温穷源

陈其昌　著

陈培真　陈　敏　主　校

刘文刚　吴凡伟　张大景　韩同坤　副主校

U0301244

人民卫生出版社
·北　京·

版权所有，侵权必究！

图书在版编目（CIP）数据

湿证发微；寒温穷源 / 陈其昌著 . —北京：人民
卫生出版社，2021.12（2022.3重印）

ISBN 978-7-117-32488-5

Ⅰ. ①湿… Ⅱ. ①陈… Ⅲ. ①祛湿（中医）–研究②伤
寒（中医）–研究③温病–研究 Ⅳ. ①R256②R254

中国版本图书馆 CIP 数据核字（2021）第 242122 号

人卫智网	**www.ipmph.com**	医学教育、学术、考试、健康，
		购书智慧智能综合服务平台
人卫官网	**www.pmph.com**	人卫官方资讯发布平台

湿证发微　寒温穷源
Shizheng Fawei　Hanwen Qiongyuan

著　　者： 陈其昌
出版发行： 人民卫生出版社（中继线 010-59780011）
地　　址： 北京市朝阳区潘家园南里 19 号
邮　　编： 100021
E - mail： pmph @ pmph.com
购书热线： 010-59787592　010-59787584　010-65264830
印　　刷： 北京铭成印刷有限公司
经　　销： 新华书店
开　　本： 889 × 1194　1/32　印张：6
字　　数： 115 千字
版　　次： 2021 年 12 月第 1 版
印　　次： 2022 年 3 月第 2 次印刷
标准书号： ISBN 978-7-117-32488-5
定　　价： 45.00 元

打击盗版举报电话：010-59787491　E-mail：WQ @ pmph.com
质量问题联系电话：010-59787234　E-mail：zhiliang @ pmph.com

陈其昌简介

陈其昌（1855—1938），字兆隆，河南省获嘉县后寺村人，清末岁进士。40余岁时科举废，即在家乡设馆育人，兼修医道。其医德医术之高，在当世颇负盛名。一生著作颇丰，深究河图洛书、易理要旨，仰观天文，俯察球形，精天地气运，阴阳五行。著有哲学、医学、文学著作，见解独到，被世人尊为"鸿儒大医"。《河南省志》《获嘉县志》均有记载。

哲学著作《河图新义》，10万余言，自视为生平大作，朝夕摩挲，洞彻天地人诸理，惜遭战火，书稿遗失。《玄灯化棒录》（《易经》专论）一部，《儒释道三教合一》一部，曾自费石印过，亦均失传。

医学著作《湿证发微》《寒温穷源》由河南商务印刷所出版发行。尚有《订正仲景伤寒论》《诗经撷萃》《易经撷萃》等未出版著作手稿留存。

主 校 简 介

陈培真，字文渊，男，1953年出生，河南省新乡市获嘉县人，"陈其昌传统中医"第五代传人、代表性传承人，出身于书香门第、中医世家。自幼受家庭熏陶，有志于中医。然青年时为生活所迫不得专至于医学，年近不惑，方肆力岐黄。几十年钻研高祖《湿证发微》《寒温穷源》之医理，深谙陈其昌医理三昧，以易入医，追步高祖治湿统领之蹊径，善制丸散膏丹等传统中药剂型。临证主张内服外用，治疗疑难杂症有卓效，对风湿或各种疼痛以及肿瘤的治疗有独到的见解和疗效，解人沉疴无数。

陈敏，女，1979年出生，"陈其昌传统中医"第六代传人，陈培真之女。硕士研究生，副主任中医师。2004年毕业于河南中医学院（现河南中医药大学），获学士学位；2007年毕业于广州中医药大学，获硕士学位。现就职于深圳市宝安区松岗人民医院。集家传及院校教育于一身，临床擅长运用经方、家传医术结合针刺、艾灸等传统疗法治疗内外科常见病及多种疑难杂症。

濕證發微

癸亥秋月
張樹劻題

《湿证发微》书名题字

寒温穷源

癸亥秋月
張樹勛題

《寒温穷源》书名题字

前　言

我高祖陈讳其昌（1855—1938），字兆隆，河南省获嘉县后寺村人，清末岁进士。自幼喜易，精研图数，仰观天文，俯察球形。常曰：宇宙间三台戏，天也、地也、人也，一而已也。

高祖40余岁时科举废，即在家乡设馆育人，兼修医道。其医德医术之高，在当世颇负盛名。高祖一生著作颇丰，深究河图洛书、易理要旨，精通天地气运，阴阳五行，著有哲学、医学、文学著作，见解独到，被世人尊为"鸿儒大医"。《河南省志》《获嘉县志》均有记载。哲学著作《河图新义》，十万余言，洞彻天地人诸理，自视为生平大作，1927年曾在南昌（宏大善书局）出版，惜遭战火，书稿遗失。肆力岐黄之后，遂以易入医，著医学著作《湿证发微》《寒温穷源》。

《湿证发微》先言天地气运，再言人身经络。脾土属坤，湿土之脏也。湿者水也，天地间之水十有六七，人身之水十有六七。水能载舟亦能覆舟，所以然者，人之由湿而病者十有六七。本书究湿证之源，阐湿证之理，补医门湿证著作历史之缺。

《寒温穷源》指出，伤寒者，时气也，六气由外而来，便谓之伤寒,如需之云上于天;温证者,伏气也,六气由内而发,便谓之温证,如豫之雷出地奋。六气之邪,在太阳必作寒,在阳明少阳必作热。该书析千古似是而非之论,辨寒温几微差慝之源,使学者晓得阴阳活法的道理,以伤寒治温证宜,以温证治伤寒亦宜也。

此二作分别于民国五年(1916)、民国十二年(1923)由河南商务印刷所出版发行,深受当时医界推崇。时高祖于汴中临证验论,起死回生,屡治不爽。诸大国手竞相赞曰:"独得三昧,足于仲景《伤寒论》条例外特树一帜""足为寿世津筏"。惜时年国家动荡,战乱连年。其后国学日渐衰微,中医退出医界主流,二作未曾再版,距今已有百年,我高祖旷世医学大作未能充分发挥救苍生于疾厄之痛的应有作用。

我自幼常听先严教导,习医要先精《内经》《难经》《伤寒杂病论》等,再将《湿证发微》《寒温穷源》背熟牢记。虽病有万变,其治法无穷矣!以湿证治伤寒、温证皆宜也。我虽有志于中医,但年少时逢"文革",初中毕业辍学,进入生产队劳动。青年时做过泥瓦工、木工、油漆工,办过食品厂、做过木材生意,历尽人世沧桑。因种种机缘,年近不惑真正走上了中医之路。每逢家人有病求医难愈者,多用此二作之法及家藏珍本而解。后求医者由乡里渐及方圆百里甚至外省。均根据不同病情,予内服、外用,汤剂及丸散膏丹,尤其擅长使用马钱子、甘遂、大戟等,治疗疑难杂症无数。我生性愚钝,学识浅薄,治病救人全凭高祖医书引路及个人几十年凿壁映雪之功。

时光荏苒，春秋代序。不觉我已年近古稀。将高祖《湿证发微》《寒温穷源》整理再版，让湿证理论在祖国繁荣昌盛的新时代发扬光大，为时代增辉，为苍生造福，是我多年夙愿。

飞龙在天日，文化自信时。华夏文明的精粹——中医，必将随民族盛世再度焕发青春。我高祖的湿证理论是传统中医独特而重要的理论。作为陈其昌传统中医的代表性传承人，继承并使之发扬光大，是我的使命与责任，也是我一生为之不懈奋斗的目标。

本书以河南商务印刷所印制的《湿证发微》《寒温穷源》作为底本，本着尽量保持原貌的原则，校勘整理而成。校注原则如下：

1.《湿证发微》底本目录脱漏较多，如上卷缺"脾土通于造化说""以阴补阳以阳补阴说"等，下卷没有目录，均据正文一一补正。

2.《湿证发微》下卷共有条文 51 条，仅有"首条""二条""三条""四条"4 个条文标题，因此整理时依据体例补加"五条"至"五十一条"标题，同时补入目录。

3. 底本中引用《黄帝内经》等古籍原文较多，且多为意引，整理时仅对显系脱漏、衍文、讹误等导致理解有误者，依据现行权威版本，予以改、补、删，必要时出校注。

4. 底本中的繁体字、异体字、避讳字等，均径改为现行规范简体字，不出校注。其他假借字、古今字、同义字，或底本特殊用字，原则上不一一校注，仅对生僻者，予以注释。2013 年《通用规范汉字表》以外的字，不予类推简化,如"輓""薊"。

5. 底本中明显的错字、别字及一般笔画小误等,均径改,不出校注,如"吴塘"改为"吴瑭"。

6. 底本中的中药名,仅修改错字、别字,如"亭苈"改为"葶苈","毕薢"改为"萆薢"。对于个别生疏的中药别名,给予校注。

7. 原书中作为方位词的"右""左"未因改为横行文而改为"上""下",读者知道"右""左"作为方位词时相当于"上""下"即可。

8. 书中的难字、生僻字,注明拼音,训释词义,言之有据、医文统一,个别给予有关文献中的例句为证。

9. 方剂索引为本次整理时所加。

我高祖佛灯再照人间,为我深望也!

陈培真　于仰岐斋

2021 年 1 月 1 日

总 目 录

湿证发微……………………………………………… 1

寒温穷源……………………………………………… 137

方剂索引……………………………………………… 175

湿 证 发 微

陈其昌　著

《湿证发微》序目

贾道中君启事

督理河南军务张福来先生题字

河南省长公署政务厅长常秀山先生题词

续修河南通志局局长李见荃先生书后

督催获嘉县车马局裁并公款局省委崔蕴珍先生序言

前襄城县知事薛勉先生序言

河南官立施医院中医主任郭育赞先生序言

前获嘉县警务长赵汝楠先生序言

自序

启

伏以青囊术妙,汉华佗独骋其神奇;绿野堂开,裴中令晚游于方剂。良医功同良相,济世活人,趣虽不同,理实一焉。则有敝乡陈兆隆先生者,束发穷经,早蜚声于黉序[1];中年戢羽,兼肆力于岐黄。九折之功既深,千金之方斯重。又其春风在抱,万汇同嘘,大道为公,不遗遐迩,洵所谓医宗儒派妙燮理于壶中者也。晚年探图书之秘,悟湿证之源,谓河图一画开天,一与六合而成元水,迤逦繁衍,由是木火金土迭生,先天元水之当重也明甚。又谓人赖湿以生,亦因湿而病,医家风火暑三类各有专门,湿之一条多卑之,无高论。实则风火寒燥作沴[2]不过十之二三,湿邪则十有六七。且春温秋燥其湿更险,痰饮水气其湿更深,湿证本原未竟宇宙,缺憾实多。先生之论湿证也如是主治之道,则谓无论何等之湿、何时之湿,但就现在所感用药驱之,罔不愈者。先生以易求医,既已深探玄妙,凡其出治无不本所得以实施,久已杏满门前,春生指上

---

[1] 黉(hóng)序:古代的学校。

[2] 沴(lì):恶气,灾祸。

矣。尔乃蕴不敢秘道，必欲宣著《湿证[1]发微》及《寒温穷源》两书，析千古似是而非之论，辨寒温几微差慝之源。汴中诸大国手见而悦之，称为独得三昧，足于仲景《伤寒论》条例外特树一帜。鄙人盲不知医敢参末议，但憬然于诸大国手之极力推奖，知足为寿世津筏也。爰商准先生付印成帙，俾广流传。惟是青萍结绿，得薛卞之品评而始彰；魏紫姚黄，因春风之嘘植而更艳。太白氏谓一登龙门则声价十倍，退之氏谓莫为之前虽美弗彰，表扬之力乌容已耶！所望。

大人先生悯沉疴之难除，振孤弦之逸响，勿吝琳琅之笔，共颁金玉之词，或宠以弁言[2]或惠以跋语，借引翼以锡类，庶传播于周行。若蒙普遍采施，伫看阳春有脚；倘得高明指正，愈瞻大道靡穷。谨贡鄙诚用祈。

鉴定临风翘企鹄盼。

珍施。

附呈医书两种共三本。

获嘉贾道中谨启

---

[1] 证：原作"症"，据书名改。

[2] 弁（biàn）言：序言；序文。弁，放在前面。

天有六气　湿居一焉　秦缓而后　此道失传

繄陈先生　学粹坤乾　易理医理　融会诉然

著书立说　不落言诠　湿证发微　寒温穷源

天地奥蕴　至此毕宣　我于医学　未洞幽元

聊赞数语　用当仰钻

民国甲子春月常秀山

《湿证发微》书后

获嘉陈兆隆先生经术湛深,尤精《周易》,因而通之于医。于仲景《伤寒论》、吴瑭《温病条辨》而外,创为《湿证发微》一书,举五脏六腑外感内伤之变,相一归之湿。立渗湿解结、渗湿和里等方,以渗淡通利之品,针膏肓、起废疾,无不应手奏效。甚至噎膈反胃,世医所谓不治之证亦能十愈八九,盖以名儒而为名医也。他书多重滋阴,此独扶阳;他书皆言平肝,此独养肝。卓识伟论超卓古今,庸医见之不免惶惑。究之土主五行,脾主五脏,扶阳养肝皆以健脾。人非饮食不生,脾健而饮食进、正气充、百病除,此理甚明。

先生特先得人心之同然耳,鄙人粗涉方书,毫无心得,谨抒管见仍以质之先生。

林虑李见荃谨跋

序

　　中国医学,自神农黄帝岐伯,躬上圣之姿,辨物质之性,寒热虚实,著于《内经》;疾病夭札[1],引诸寿域。迨周设官,专重医师,掌养万民。历今数千年来,针灸汤饵,诊视按切,方术益备。而专门之症,后世学者,间有发明,如伤寒瘟疫之辨别入微,妇女婴儿之修正偏敝,独未有推论湿证之源流者。夫湿之对待者为燥。燥盛于火炎,湿积于水润。易象曰:水流湿,火就燥。物聚于同类,疾中于偏枯,天人推阐,理无或爽。予窃服膺于火烈民畏、水懦民玩之原理,而叹措治者畏烈则来骤而易防,玩懦则受缓而难革。医之于疾也亦然。脏腑营卫偶失其宜则寒热作,寒热相轧则热散而寒伏。热散寒伏,偏殢[2]久而湿以生。湿生之程量大小,各视人身之寒热虚实。而百病之丛杂,相乘以起。病之起必有其端,端兆于寒而湿亦寒,端兆于热而湿亦热。寒热异而湿之为害者一。故不独东

---

[1] 夭札:遭疫病而早死。札,原作"扎",据文义、《康熙字典》改。《康熙字典》:"札……《正讹》:'俗作扎,非。'"《左传·昭公四年》:"疠疾不降,民不夭札。"杜预注:"短折为夭,夭死为札。"

[2] 殢(tì):滞留。

南卑下之地多湿,即西北高亢之地亦多湿也。湿症之待医,诚岌岌有不可缓者。获嘉陈兆隆先生其昌硕学宿儒,前清岁进士也。声蜚上庠[1],津逮[2]后世。平日研精医学,男妇老幼各科无不贯澈,而尤邃于医湿,著有《湿证[3]发微》积五万余言,都[4]为两卷。详前人之所略,补遗方之未备。同邑贾君达五携其著作,游扬于豫省执政,佥[5]视为得未曾有。拟呈请内务部鉴定印行,保其版权,俾勿翻印。并蒙大医学家郭化三先生参考互证,推本于理论之不爽,微验其功效之必成。异日此书一出,知必为社会所需要,敢断言矣。惟是付诸手民,尚需多赀,适于奉。

省宪委,赴是邑督促两社车马局归并公款局,清理历年存欠。有邑绅郭君紫侯、谢君石渠、徐君荣轩、贾君伯仁、郭君秀芝、杨君瑞峰六人,职司监算,历五月之久,例应各给车马费,以酬其勚[6]。六人志趣高尚,以服务本籍,不肯受酬,均愿捐助医书印刷费,以期乡先生仁言寿世,易于观成。计共捐银一百八十元,噫可以风矣。夫人之欲

---

[1] 上庠(xiáng):古代的大学。《礼记·王制》:"有虞氏养国老于上庠,养庶老于下庠。"郑玄注:"上庠,右学,大学也。"

[2] 逮(dài):到;及。

[3] 证:原作"症",据书名改。

[4] 都(dū):聚,汇集。《文选·与吴质书》:"顷撰其遗文,都为一集。"

[5] 佥(qiān):全;都。

[6] 勚(yì):劳苦。《诗·小雅·雨无正》:"正大夫离居,莫知我勚。"

善,谁不如我?贾君倡之于前,监算诸君继之于后,不难于赴义之勇,而难于立品之齐;不难于向往之诚,而难于和衷之济。世风衰薄,而获邑诸君子,犹具有廉信介洁之特行,则将来良医良相,胥植其基,人材之蔚起,其由此积累而光大之乎?贾君嘱予序其原委,而即以弁诸简首。

时中华民国十二年一月二十八日　新蔡崔蕴珍谨序

序

中国医学发明最早,而进步最迟。自轩岐至今四千余年,医家者流,能本所心得以著作饷世者,在汉若张仲景,在唐若孙真人,宋以后若朱丹溪、刘河间、薛立斋、张景岳、叶天士辈,寥寥不过数人,甚矣,其难也!获嘉陈兆隆先生文学优长,往日曾蜚声乡校,上贡成均。中岁以还以馀力精医学独见其微,不蹈恒蹊。生平治疗危症不可弹数,所著《湿证 [1] 发微》一书,能言前人所未言之理,治前人所不能治之症。河朔人士久欲付诸枣梨,籍公于世,而先生顾歉然以为未足也。近年先生年益高、学益进,而为术亦益精。客冬因事来汴,与诸医大家促膝从容上下其议,论益证所见之不谬,乃徇同人之请,用活板术印刷装订,全书都五万余言,分为两卷,并附先生近著《寒温穷源》一卷。预计洛阳纸贵之日,当在山阴修禊 [2] 之时。惟

---

[1] 证:原作"症",据书名改。

[2] 山阴修禊(xì):又称"兰亭修禊",指东晋永和九年(353)三月三日,王羲之与谢安、孙绰等41位名人雅士会聚山阴(今属绍兴)兰亭,赋诗饮酒之事。此处借指文人雅士饮酒赋诗、议论学问的聚会。禊:古代于春秋两季在水边举行的一种祭礼。

是先生寒士也，守原宪之介，乐颜子之贫，寒毡[1]半生，萧然四壁，力固未能及此。里中诸君子又绵力薄弱，醵赀[2]无多，事几中辍矣。贾君达五获之贤者也，其敬先生也尤挚。适是时获人士因差徭积弊过深，上其事于大府请求委派清查，达五与焉。地方士绅与于监算者六人，事竣得支夫马费百八十元。胥举而捐为先生刻书之赀，徇达五之请也。达五名道中，是役实终始其事，其捐赀之六人则为谢君石渠、郭君紫侯、徐君荣轩、郭君秀芝、杨君瑞峰、贾君伯仁，皆例得书于崼往者。余尝以病受治于先生，固深敬慕先生之为人，今又读先生之书，而喜先生之术，将推而及于人人也，故乐为之序。

中华民国十二年夏历正月　上浣弘农薛勉序

---

[1] 寒毡（zhān）：形容生活清苦。

[2] 醵（jù）赀（zī）：凑钱。醵，聚敛（钱财）。赀，同"资"。

序

今欲阐《内经》之要旨,补前人之未备,不相摭拾[1],适相发明,若此者,医家自刘守真、李东垣、朱丹溪以外,盖几几乎其难之。明经陈兆隆先生获嘉之隐君子也,幼而好学,屡角胜于名场。晚年退修,深研究于医书,《素问》《灵枢》罔不博览,而独叹六淫中之邪湿,类于风寒暑燥火并举,未有专意以研究之者,诚医林之缺点也。先生于是积半世之揣摩,凭数年之心悟,独于湿症一门,审明脉象如何,病状如何,著《湿证[2]发微》一书以发明之。全卷约五万余言,殆所谓窥《内经》之要旨,补前人之未备者乎。吾不敢阿其所好,谓斯书之作,字字节节皆中规矩,足为万世法也。盖莫为之前,虽圣不传;莫为之后,虽盛不彰。愿后之业岐黄者,参观互证,偏则补,弊则救,至于尽善尽美,拯斯民于疢[3]疾之中,登诸仁寿之域。此不惟作者之幸,而亦斯书之幸也,是为序。

新蔡郭育赞识于大梁退补寄庐

---

[1] 摭(zhí)拾:拾;捡(多指袭用现成的事例或词句)。

[2] 证:原作"症",据书名改。

[3] 疢(chèn):热病,也泛指病。

《湿证¹发微》序

甚哉！沉溺之为患烈也。因沉溺而沾腻，因沾腻而本灵失效，小之拂郁一时，大之困扰全部。疗治之法宜匡助，宜和解，宜消导，惟不宜燥烈从事，逆势而行。呜呼！沉溺之疾之不可以强力胜固如是哉。吾抚陈兆隆先生《湿证²发微》一卷，不禁重有感焉：先生折肱功深，关于治湿一事，大要以补弊就偏，因势利导为重，不敢轻用燥烈之剂。斯编之作可谓详示津梁矣。独惜夫人心之沉溺竟无法起而拯之也。今之世或沉溺于利禄，或沉溺于勇功，或沉溺于新奇。矫其弊者不谋补救之方，惟思所以胜之，不遗余力，两欲胜而两不相容，滔滔者乌有所极乎。今而知治沉溺之法焉，不足者宜徐为匡助，泥滞者宜徐为和解，太过者宜徐为消导。本渗和下之法，因势利导以转移之。一旦迷梦渐醒，同登彼岸不难焉。吾痛夫沉溺不返者之莫知所届也，又惧夫强力抑制者之徒滋纷扰也。抚先生大著如得拂杵一掷。

孟县赵汝楠谨识

---

¹ 证：原作"症"，据书名改。

² 证：原作"症"，据书名改。

《湿证发微》自叙

河图一书，天开地辟之书也。圆于外者天，天有风暑湿燥寒；方于内者地，地有木火土金水；厕乎其间者为人，人有肝心脾肺肾。三者原沆瀣一气，歧而二之不得也。伏羲画卦，人皆知其为讲卜筮之书，而不知其为讲脏腑之书也，何者？图之左旋为五行相生，即为脏腑相生之义；图之对待为五行相克，即为脏腑相克之形。惜乎！流传数千年，人人日游于图中而卒莫能窥其橐籥也。夫一画开天，一与六合而成元水，遂迤逦而生三八木、二七火、四九金、五十土。其为先天当重也，明甚。然五十居中，主持大地，木火金水列在四旁，是即土苴万物贯四时之精义，亦即文圣改先天为后天之奥旨也。吾不敢谓先天为必不可恃，奈金元以来，狃于丹溪一派，往往竞重养阴，致有洪水滔天之祸也。水入土中曰湿，土原藏有北方之水。少阳与之附丽，土原藏有南方之火。佛氏风轮主持大地，土原藏有东方之木。土厚必能生金，土原藏有西方之金。一源具足者，亦万派咸归，譬如父子兄弟眷属一家，亦何有毗阴毗阳之愆乎？然利者害之基，福者祸之门。人之赖湿以生者，往往因湿而病，不独雨露川泽外湿侵损为害，即一饮一食流通稍有未利，内湿即于是生矣。仲景医中圣人,其《伤寒》一书,为凤鸣朝阳,嗣后风家火家暑家各有专门。至于湿之一条,虽间有著作,率多卑之,无甚高论,亦以其为五方杂气,而非有四时专气也。然余阅历几半生,瞥见风火寒燥作渗不过十之二三,湿邪则十有六七。且诸证治法,各家详备,湿证多未竟本原,此固宇宙之缺理,而亦医门之憾事也。湿之为邪,散无友纪。湿之时固有湿,即春温秋燥其湿为更险;湿之证固为湿,即痰饮水气其湿为更深。惟无论其为何等之湿,何时之湿,但就其现在地位,确见其为湿邪,斯用药驱之,罔有不愈者矣。且图五十居中,譬如车轮之轴,木火金水皆其轮上之辐也。其人金水素盛,轴自从右而旋,金水证必多;其人木火素盛,轴自从左而旋,风火证必多。寒湿宜温其寒,温之不愈则宜攻;热湿宜清其热,清之不解则宜下。虽千变万化,湿有难以名言罄者,然后之人,能即余说而扩充之,此又余所祷祀而求者也,是为序。

获嘉陈其昌自叙

《湿证发微》目录 [1]

《湿证发微》提要 ……………………………… 23

《湿证发微》上卷 [2] …………………………… 26

人身如小天地说 ………………………………… 26

经络脏腑阴阳相配说 …………………………… 27

五脏欲恶说 ……………………………………… 28

阳能统阴阴不能统阳说 ………………………… 29

少阳为生命之本说 ……………………………… 29

太阴不离少阳之精粹说 ………………………… 30

太阴不离少阴之精粹说 ………………………… 31

六淫湿证独多说 ………………………………… 31

太阳之上寒气治之所谓本也

本之下中之见也见之下气之标也解 ………… 32

阳明之上燥气治之所谓本也

本之下中之见也见之下气之标也解 ………… 33

少阳之上相火治之所谓本也

本之下中之见也见之下气之标也解 ………… 34

18

---

[1] 《湿证发微》目录：原作"《湿证发微》上卷目录"。

[2] 《湿证发微》上卷：原无，据正文补。

太阴之上湿土治之所谓本也

　　本之下中之见也见之下气之标也解 ·········· 36

少阴之上君火治之所谓本也

　　本之下中之见也见之下气之标也解 ·········· 37

厥阴之上风气治之所谓本也

　　本之下中之见也见之下气之标也解 ·········· 39

太阴湿土说 ···································· 40

太阴传入厥阴说 ······························ 42

太阴传入少阴说 ······························ 44

太阳系在太阴说 ······························ 46

阳明陷入太阴太阴转属阳明说 ·············· 47

少阳太阴合病说 ······························ 49

时令之湿 ···································· 52

水谷之湿 ···································· 52

雾露之湿 ···································· 53

川泽之湿 ···································· 54

秽浊之湿 ···································· 54

伏气之湿 ···································· 55

脏腑自生之湿 ································ 57

湿伤皮肤说 ·································· 58

湿停经络说 ·································· 60

湿流关节说 ·································· 61

湿停脏腑说 ·································· 63

湿证兼风说 ·································· 65

湿证兼寒说 ·································· 66

湿证兼燥说 ……………………………………………… 67

湿证兼暑说 ……………………………………………… 68

湿证兼温说 ……………………………………………… 69

湿证挟虚说 ……………………………………………… 70

湿证肝水说 ……………………………………………… 71

湿证心水说 ……………………………………………… 72

湿证脾水说 ……………………………………………… 73

湿证肺水说 ……………………………………………… 74

湿证肾水说 ……………………………………………… 75

脾土通于造化说 [1] ……………………………………… 75

以阴补阳以阳补阴说 [2] ………………………………… 76

以泻作补以补作泻说 [3] ………………………………… 76

以热治热以寒治寒说 [4] ………………………………… 77

《湿证发微》下卷 [5] …………………………………… 78

　首条 ……………………………………………………… 78

　二条 ……………………………………………………… 80

　三条 ……………………………………………………… 81

　四条 ……………………………………………………… 81

---

[1] 脾土通于造化说：原无，据正文补。

[2] 以阴补阳以阳补阴说：原无，据正文补。

[3] 以泻作补以补作泻说：原无，据正文补。

[4] 以热治热以寒治寒说：原无，据正文补。

[5] 原书没有《湿证发微》下卷的目录，均为本次整理时依据正文补加。

五条 …………………………………………………… 83

六条 …………………………………………………… 85

七条 …………………………………………………… 85

八条 …………………………………………………… 86

九条 …………………………………………………… 87

十条 …………………………………………………… 87

十一条 ………………………………………………… 88

十二条 ………………………………………………… 88

十三条 ………………………………………………… 89

十四条 ………………………………………………… 89

十五条 ………………………………………………… 90

十六条 ………………………………………………… 93

十七条 ………………………………………………… 94

十八条 ………………………………………………… 96

十九条 ………………………………………………… 98

二十条 ………………………………………………… 98

二十一条 ……………………………………………… 99

二十二条 ……………………………………………… 100

二十三条 ……………………………………………… 100

二十四条 ……………………………………………… 102

二十五条 ……………………………………………… 103

二十六条 ……………………………………………… 107

二十七条 ……………………………………………… 107

二十八条 ……………………………………………… 108

二十九条 ……………………………………………… 109

三十条 ……………………………………… 109

三十一条 ……………………………………… 111

三十二条 ……………………………………… 112

三十三条 ……………………………………… 112

三十四条 ……………………………………… 113

三十五条 ……………………………………… 113

三十六条 ……………………………………… 114

三十七条 ……………………………………… 115

三十八条 ……………………………………… 115

三十九条 ……………………………………… 116

四十条 ……………………………………… 117

四十一条 ……………………………………… 117

四十二条 ……………………………………… 118

四十三条 ……………………………………… 118

四十四条 ……………………………………… 119

四十五条 ……………………………………… 120

四十六条 ……………………………………… 121

四十七条 ……………………………………… 121

四十八条 ……………………………………… 122

四十九条 ……………………………………… 123

五十条 ……………………………………… 124

五十一条 ……………………………………… 124

湿证大全 ……………………………………… 128

总论 ……………………………………… 134

《湿证发微》提要

一、余性喜易，精研图数，见得阴阳部位与天地人身都一一宛合。脾土属坤，原居北方，纯阴位也。文王进坤西南，位居半阴半阳，明将坤之法象显示人间矣。余著是书，率祖乎此。

二、六淫性质个个不同，倘穷形尽相，罗列满前，恐人望洋而叹，不思进步，固特举湿之一邪，指示前程，庶人循序渐进，得窥全豹。

三、善言天者，必有验于人。善言人者，必有验于天。故此书先言天地气运、人身经络，使天人之理都一一列在学者面前。庶胸中有竹，眼底无花，大证当前，不至仓皇失措。非然者，吾恐天地间有屈死之人也。

四、是书对证拣方，皆得之揣摩，并亲身阅历。虽古有神妙奇方，未曾验试，概不敢登，恐其为纸上谈兵也。

五、每方略举一二治案，非谓生平治案，只有此数。不过略举门径，示人趋承，如行路然，我既奋在前程，人自视如平路矣。

六、每方各有分量，皆余当日权其轻重定之，至于学者所临之病证，余万难逆料其如何轻重，学者亦随势定之，勿按图索骥也。

七、此书原以治湿,引而伸之,六淫治法皆在个中。虽温热一法与此冰炭,然既知冬伤于寒阴温之温,岂不知冬不藏精阳温之温?反观焉即得矣。

八、仲景以桂枝一汤统治天下伤寒,余以渗湿一汤统治天下湿证。余非好张冠而李戴也,盖恶夫夸多而门靡也,倘摭拾古人成方,叠床架屋,獭祭满前,虽甚完备,无当精微,亦何贵于著书乎?

九、湿之一邪,向来多责在夏秋两季。然天地皆湿薮,人身皆湿躯。湿者水也,能载舟亦能覆舟,故湿魔当前,俯拾即是,勿拘求之于夏秋也。

十、噎膈一证,百家治法都如捕风捉影,以致数千年来,患此证者百治百死,其冤杀人殊不下千千万万。余积半生揣摩,折衷一真正治法,颇能回生起死,如响应声。虽曰守先待后,宜宗前人,然此则不愿多让也。

十一、以斯法治斯证,无不随手奏效,间有不效者,则是正气衰败,祟气缠绕,故使不效也。然正气虽败,而有不甚败者,必为之万死求一生。祟气虽缠,用药得当,亦能退魔,倘竟不效,必是其人气数已到,吾亦无如之何矣。

十二、温证约分两门,冬不藏精春必病温是为阳温,芍归冬地原为要药;冬伤于寒春必病温是为阴温,苓术半朴实为仙丹。本书所论皆阴温也。虽阴阳平列,义则偏重扶阳。

十三、土苴万物,木火金水都在里藏。无论何邪作祟,惟使坤轮一转,邪便无处藏身,故渗湿一方,自是此证不祧[1]之品。

十四、人之有生,最重玄神。玄神者即春夏秋冬之春,元亨利贞之元也。世人不知其为玄神,只认得为肝气,恣意戕贼之,无怪其寿命之不长也。余著是书,不敢恣用青皮、木香等药,以此也夫。

十五、湿之为病,纷繁莫纪。正湿以外,凡由湿邪而变化者,若噎膈喑哑、咳喘哕呕、崩淋带浊、疟痢疸痹、癥瘕疝癖、疹痘杨梅、停水失血、痿厥脚气、留饮鼓胀、便结阴吹都收在湿之一门。欲学者数典而不忘其祖焉尔。

---

[1] 不祧(tiāo):此处比喻永久不废。把隔了几代的祖宗的神主迁入远祖的庙,称"祧"。家庙中祖先的神主,辈分远的要依次迁入祧庙合祭,只有创业的始祖或影响较大的祖宗不迁,叫作"不祧"。

《湿证发微》上卷

获嘉陈其昌兆隆著　同里贾道中达五校阅

人身如小天地说

　　无极之真，二五之精，二者妙合而为人。是天地为形形色色之人身，人身即为狉狉榛榛[1]之天地。然此犹泛即其理而言之也。试即其形质而确凿言之。西书云天包乎地，地以外皆天也。地之形如卵，圆于外者约有十万里整，以圆三径一之法计之，厚则二万八千里有余。地之正中心如鸡子黄一般，其色正赤，其气极热，全是一窝火汁，观于温泉之出，火山之喷，可见矣。附于火一层为湿土，其质软如鸡子白一般。附于湿土一层为沙石，其质坚如鸡子皮一般，附于沙石一层即地面也，一望皆水。大西洋之水约有万里，太平洋之水约五万里，南北冰洋之水更不可纪极。谚云卵是皮包的，地是水包的，良然。昔者天地肇造，龙马负图而出，其图一三五七九为天之数，二四六八十为地之数，所谓天数五地数五，五位相得而各有合也。一六水生三八木，三八木生二七火，二七火生五十土，五十土生四九金，四九金又生一六水。旋转相生，固皆法象之自然矣。彼地之由木而火，由火而土，由

---

[1] 狉狉（pī）榛榛（zhēn）：形容草木丛杂，野兽出没。

土而金,由金而水,非亦法象之自然乎?人身之内五行,厥阴肝木生少阴君火,少阴君火生太阴湿土,太阴湿土生阳明燥金,阳明燥金生太阳寒水,亦如天地之由春而夏、由夏而秋、由秋而冬,而为顺生之五行也。胃与脾相对,膀胱与肾相对,胆与肝相对,亦如天地之阳明与太阴合,太阳与少阴合,少阳与厥阴合,而为对待之五行也。夫天地有盈虚,人身即与为盈虚;天地有消长,人身即与为消长。人在天地,如鱼在水然,鱼之呼吸,不外此水,人之呼吸,不外此气。人能善调其气而无所损焉,则天地我立矣,小天地云乎哉。

经络脏腑阴阳相配说

膀胱小肠其经络居乎表之第一层,故属太阳。胃与大肠居乎表之第二层,故属阳明。胆与三焦居乎表之第三层,故属少阳。脾肺居乎里之第一层,故属太阴。心肾居乎里之第二层,故属少阴。肝与心包居乎里之第三层,故属厥阴。身之内有肝心脾肺肾,犹之乎地之内有木火土金水也。地球之第一层为水,第二层为金,第三层为土,第四层为火,第五层之木虽无明证,然观于河图二七火、三八木之序,则第五层为木之所居也明甚。人身亦小天地也。太阳居乎表之第一层,故属寒水。阳明居乎表之第二层,故属燥金。太阴居乎里之第一层,故属湿土。少阴居乎里之第二层,故属君火。厥阴居乎里之第三层,故属风木。少阳为游部,其气游行三焦,有似于火,故属相火。总之,在天为风暑湿燥寒,在地为木火土金水,在人为肝心脾肺肾。天也地也人也，一而已矣。然阴阳之理，亦难拘定。如以日序之阴阳言之，白昼少阳太阳阳明用事，黑夜太阴少阴厥阴用事。阳居阳位，阴居阴位常也。倘以年序之阴阳言之，前半年为阳，而多三阴用事；后半年为阴，而多三阳用事。阴居阳位，阳居阴位，则可怪也矣，而亦不必怪也。日序阳居阳、阴居阴，对言之则太阳与少阴相附丽，阳明与太阴相附丽，少阳与厥阴相附丽，仍是阳中有阴，阴中有阳。年序阴居阳、阳居阴，进求之春夏为阳，风木君火亦为阳，秋冬为阴，燥金寒水亦为阴，仍是阳自为阳，阴自为阴。千变万化，触处皆通，惟在细心人领之耳。

五脏欲恶说

天地间之物类，虽皆包质以游，亦各有缺理，以待弥纶。如木之味酸，而所缺者西方之辛也，酸每欲得辛以发舒其性情。金之味辛，而所缺者东方之酸也，辛每欲得酸以收敛其性质。火之味苦，而所缺者北方之咸也，苦每欲得咸以损其所有余。水之味咸，而所缺者南方之苦也，咸每欲得苦以补其所不足。经云："肝欲散，急食辛以散之。""肺欲收，急食酸以收之。""心欲软，急食咸以软之。""肾欲坚，急食苦以坚之。"盖震兑交而东西始成，坎离交而水火有本。然则岐黄家之裒多益寡[1]，亦天地间盈虚之理而已矣。

---

[1] 裒（póu）多益寡：取有余，补不足。裒，取出。

阳能统阴阴不能统阳说

今天下竟言养阴矣,固以阴之能敌夫阳也。岂知宇宙间只有一阳耳,安有所谓阴者乎?夫一阴一阳之对待,亘古已然。今曰有阳无阴,毋乃怪甚,而固无嫌于怪也。试即目前之理而朴实言之,太阳即日也,其形大于地球百倍,孤悬空中而晃八星,春夏日行温带而热,秋冬日不行温带而寒,春夏秋冬寒热虽不同,而其为太阳者,自若也。日中日晃地球之上面而热,夜半日不晃地球之上面而寒,日中夜半寒热虽不同,而其为太阳者,自若也。然则宇宙间只有一个阳耳,而顾于阳之外,添出一个阴来,岂非蛇足之甚?而亦非也。古今太阳虽无对,物之表里则有对,表者得于日光相向,故谓之阳,里者不得与日光相向,则不得谓之阳,不得谓之阳,只得谓之阴而已矣。今之人竟重养阴,以为阴者阳之母也,亦曾即宇宙而统筹其全局哉?

少阳为生命之本说

太阳居一涵九,太阴居四涵六,而皆列于西北两方。少阳居三涵七,少阴居二涵八,而皆列于南东两方。此即二老退休,子妇当权之意也。肝为阳中少阳,肾为阴中少阴,二者和合方立室家,乃人但知女正位乎内,不知男正位乎外。竟欲将少阳一火推倒一切,岂知人之身皆水也,水之流皆火也,此火一灭,三焦不为决渎,吾身气机顷刻止息矣,故吾愿人将此一火性命保之。

太阴不离少阳之精粹说

熯[1]万物者莫如火,火能作热,昭昭然矣;燥万物者莫如风,风能作热,比比是矣。余一不解夫湿居土中,既不等夫日晃空中,亦不等夫风行地上,其热从何而来也? 及观鸿荒肇造,丹天火气,下临戊癸二方,戊申连位夹未土于中,癸寅同宫夹丑土于中,乃知自有世界以来,有一太阴导彼前路,即有一少阳步彼后尘。所以厕粪湿薮也而涵有磷质,硝土湿物也而藏有炭气。是太阴之与少阳不啻表立于此,而影随于彼也。或曰:太阴能生少阳固也,太阴亦能生厥阴乎? 余曰:太阴生少阳,特地之生也;太阴生厥阴,隔位之生也。或曰:风不胜湿,经训昭然。今云太阴能生厥阴,果何所见而云然乎? 余曰:太阴虽不能生厥阴,而未尝不能生少阳,生少阳即所以生厥阴也。试就其理之浅者言之,湿证初来,舌苔滑白,胸膈痞闷,太阴也。积渐而前,舌苔干黄,胸膈烦闷,少阳也。再积渐而前,痰厥神昏,舌短干呕,则热极生风,而为厥阴也。然虽曰厥阴,其源从太阴而来,纵有诸热证,亦不过微风习习,终不能如少阳之火之能燎原也。所以然者,风湿交争,风不胜湿,风欲逞其威,湿能制其命。此证未传,不必以大小定风珠平其傀儡之风,惟以渗湿解结汤峻逐其太阴之湿,太阴之湿既罢,而少阳之火、厥阴之风息罢矣。

---

[1] 熯(hàn):干燥,热;焙。

太阴不离少阴之精粹说

太阴湿土位居中州,所谓二十八宿罗心胸,元精耿耿在当中也。或从木化,或从火化,或从金化,或从水化,四通八达,原如通行大道,不独不离乎少阴也。然少阴为水,太阴为湿,水为湿之前身,湿为水之转身。故太阴病不解,不从火化而为少阳,便从水化而为少阴,以少阴为太阴出身之胞胎也。夫万物之始,始于少阴;万物之终,终于少阴。无论为温证为伤寒,一见少阴脉证,便为九死一生。医者凡遇元阳不振之人,能处处顾及其阳,斯为善治少阴也夫。

六淫湿证独多说

人之一身,不外乎水火。风温暑皆火也,湿燥寒皆水也。火盛必伤阴,水盛必伤阳,二者原属两平之比例。然火之性刚,犹之父也;水之性柔,犹之母也。人畏父,故蹈矩循规,犹免于罪戾;人亲母,故狎恩恃爱,多沦于泥涂。然则人得天一所生之水以为水,皆母之所以胞胎乎我也;得山川钟毓之精以为精,皆母之所以鞠育夫我也。涵茹其菁华,吐纳其空气,母亦何伤于人乎?奈云行雨施,藏有利刃;烟笼雾锁,伏有危机。山之珍,海之错,强半多烂肠;食养阴,饮养阳,不检便中毒。是天地间之最适乎我者,即天地间之最溺乎我者也。况乎土旺于四时,春夏风火登场,土并宣其锣鼓;秋冬金水出面,土同奏厥笙簧。亘古为然,到处如是,诚能于临证之时,一一验之,便知余言之不谬矣。

太阳之上寒气治之所谓本也
本之下中之见也见之下气之标也解

膀胱小肠便谓之本,膀胱小肠之经络便谓之标,少阴为其内容,便谓之本之下中之见。本皆寒气治之,故谓其本为寒;标皆太阳主之,故谓其标为热。标本异气,故太阳从本从标。《金鉴》总注谓:"太阳为一身外藩,总六经而统荣卫。"张石顽谓:"太阳发于至阴,上于胸膈,出于肌腠,达于皮毛。"据此二说观之,似人身之表里上下,皆属太阳,其说近于泛滥而无归,糊涂而一片。然太阳谓之巨阳,巨阳者,人所得于天之元气也。元气浑沦无所不该,元气周流无所不到。以上二说,亦属彻上彻下,包孕万有之谈。但天之风暑湿燥寒,地之木火土金水,人之肝心脾肺肾,皆星罗棋布于太阳里面,亦不得不画疆而王,分民而治。治此证者,识得太阳界分,并识得太阳所统之界分,乃不至于歧路而亡羊也。夫太阳为寒水,寒邪原能伤之,然太阳为表分,风邪、暑邪、燥邪、湿邪,亦何尝不能伤之也。虽然太阳伤寒,其邪只发于本经,太阳伤风、太阳伤暑、太阳伤燥、太阳伤湿,其邪实发于他经。夫既发于他经,乃是由他经而侵入于本经也。治之者,误认为本经见证,则误矣。但天地间有至不齐之造化,由他经浸淫于本经,固不可妄动本经。若由本经浸淫于他经,又不可不动本经。观于太阳与少阳合病,太阳与阳明合病,太阳与三阴合病,载在《伤寒例》中,班班可考,不得固执前法矣。然太阳有本经与他经之交涉,又有本经与本经之交涉,如风邪与寒邪也,肤表与肌表也,卫分与荣分也,虽同为太阳之病,然治法差之毫厘,便谬之千里。而可以躁心尝之乎?太阳本寒而标热,少阴本热而标寒,一上一下之谓也。譬有物于此,自上面言之谓之太阳,自下面言之谓之少阴。太阳表气太虚不能固表,必犯入于里面少阴;少阴里气太虚不能固里,必累及于表面太阳。表重于里,麻黄辛附汤先解其表;里重于表,四逆汤先温其里,二者诚精义入神之法矣。太阳有寒热,少阴亦有寒热。以太阳之本寒内合少阴之标寒,则邪从寒化而为少阴寒邪;以太阳之标热内合少阴之本热,则邪从热化而为少阴热邪。然有太阳传入于少阴者,亦有少阴缩入于太阳者。太阳伤寒,寒邪太重,必引动少阴之水气,如小青龙等证是也;太阳中风,风邪太重,必引动少阴之火气,如防风通圣等证是也。盖太阳为表,表者里之纲,表气不和,必扰动其里气,治太阳者亦先事预防可也。

阳明之上燥气治之所谓本也
本之下中之见也见之下气之标也解

胃与大肠便谓之本,胃大肠之经络便谓之标,太阴为其内容,便谓之本之下中之见。本皆燥气治之,故谓其本为燥;标皆阳气主之,故谓其标为阳。阳明不从标本从中见,中见者太阴也。太阴者,湿土也,燥金从湿土而化,是为以子而从母也。顾均一从中见也。厥阴之从中见,为以母而从子;阳明之从中见,为以子而从母。从子从母,不源源本本言之,恐其义终不畅也。宇宙间之物类凡属阳者,皆为天道,天道左旋,即河图木火土金水之序也;凡属阴者,皆为地道,地道右旋,即河图水金土火木之序也。从左而旋,为知来者逆;从右而旋,为数往者顺。质而言之,即《羲经》[1]水流湿、火就燥之义也。今厥阴不从标本从中见,以厥阴虽属木,而木之进一位为火,以木从火是为以母而从子也;阳明不从标本从中见,以阳明虽属金,而金之退一位为土,以金从土是为以子而从母也。或曰阳明即从中见,凡病阳明者,皆宜从阴化矣。何以《伤寒论》阳明篇竟有承气汤证耶,曰从子从母,是论天地间正化之阴阳,非论人身内克贼之阴阳也。若论克贼之阴阳,仍是邪从阳化而为阳,邪从阴化而为阴。如阳明病脉实大,谵语潮热,是为从阳化之阳明。阳明病脉微脉迟,初头鞭后必溏,是为从阴化之阳明。阳化阴化亦随其人之虚实而已矣。

少阳之上相火治之所谓本也
本之下中之见也见之下气之标也解

胆与三焦便谓之本,胆与三焦之经络便谓之标,厥阴为其内容,便谓之本之下中之见。本皆火气治之,故谓其本为火;标皆少阳主之,故谓其标为阳。标本一气,故少阳从本。从本者,以本气为化也。人之一身阳居乎上,阴居乎下,少阳则不上不下;阴居乎后,阳居乎前,少阳则不

---

[1]《羲经》:《易经》的别称。相传伏羲始作八卦,故名《羲经》。

后不前。阳热而阴寒，少阳则半热半寒；阳表而阴里，少阳则半表半里。太阳为开，阳明为阖，少阳为两经之枢。中于背下太阳，中于腹下阳明，少阳居一身之侧。以日序之阴阳言之，少阳前有太阳，后有厥阴。以年序之阴阳言之，少阳前有阳明，后有太阴。千端万绪，说得少阳有如焚轮之风，转轮之蓬，几于无处捉摸。余以为少阳者，天地间之稚阳也。其气伏于九重渊底，动而无动，静而无静，如奇花初胎、婴儿未孩，渐积而前而管灰飞，渐积而前而纸鸢起，再渐积而前而彻上彻下矣。然少阳为游部，其气游走无定，以少阳而兼太阳阳明，其证固多。以少阳而兼太阴少阴厥阴，其证亦复不少。但其游走之部位，虽散无友纪，其本身站立之部位，亦不过一丝一线之微。医者认定其站立部位而识得真面目，任其东走西窜，总逃不出少阳圈缋[1]，其寒热往来于外者，用小柴胡加减诸汤。寒热互抟于中者，用黄芩黄连半夏泻心等汤。执中枢以运四旁，亦何虑其变化之莫测乎？但他经有中见，少阳亦有中见，经虽不言明其从中见，而风火一气，火盛势必生风。故无论为传入证、为转属证，迁延至于末传，痉厥神昏、舌短烦躁，虽曰厥阴为之，实皆少阳为之也，人亦参以活法焉可矣。

---

[1] 圈缋（huì）：框框。

太阴之上湿土治之所谓本也
本之下中之见也见之下气之标也解

脾肺便谓之本，脾肺之经络便谓之标，阳明谓其内容，便谓之本之下中之见。本皆湿气治之，故谓其本为湿；标皆太阴主之，故谓其标为阴。标本一气，故太阴从本。从本者，以本为化也。天地之气，阳与阴而已矣。阳气极盛，不曾有些须阴气，厕乎其间谓之纯阳；阴气极盛，不曾有些须阳气，与乎其内谓之纯阴。纯阴者，太阴也。手太阴为肺，足太阴为脾，二者皆湿气治之，故皆谓之湿而皆谓之土也。但脾之位卑，谓之为湿，人所易晓；肺之位高，谓之为湿，人所难知也。不知肺为天之气，脾为地之气，天地不一其位置，天地实一其渊源。天涵乎湿之气，天非特天自能有此气，天气之绷缊，实皆地气之升腾也；地涵乎湿之质，地非特地自能有此质，地气之磅礴，实皆天气之固结也。观乎天地之同一湿土，脾肺之同一湿土，不从可知乎？地之中层为湿土，附于湿土一层为燥金，湿土属诸太阴，燥金属诸阳明，二者同居中州，两相和合，原牟尼而一串也，如一物然。自彼头言之，谓之湿土；自此头言之，谓之燥金，一颠一倒之谓也。太阴既为本气，本气里面所包容与本气为对待者，非本之下中之见乎？阳明不从标本，从中见。太阴独从本者，天地间之物性，阴乐与阴合，自不乐与阳合也。况进一步以求之，湿土为阴，燥金亦为阴，从本即从中见也。但阴阳有定气，阴阳原无定位，二者但就本气言之，固皆为阴。若就标气言之，究竟阳明为阳、太阴为阴也。学者亦善会其意焉可矣。

少阴之上君火治之所谓本也
本之下中之见也见之下气之标也解

心肾便谓之本，心肾之经络便谓之标，太阳为其内容，便谓之本之下中之见。本皆火气治之，故谓其本为热；标皆少阴主之，故谓其标为寒。标本异气，故少阴从本从标。从本从标者，寒热兼见俱有之说也。手少阴为心，足少阴为肾。心处南方谓之为火，人所易晓；肾处北方谓之为火，人所难信。殊不知心于卦为离，肾于卦为坎，坎卦上下皆阴，犹之水遍满乎两大。然非居中之元阳，为之大气盘旋，水亦难周流六虚，亘古今而无极，是遍满乎两大者水，而能使之周流乎两大者皆火也，此心肾皆属诸少阴而皆谓之火也。然火则火矣，而特谓之君火者，此中有绝大妙义。不铺陈言之，不能观其大全也。人之一身，除火以外，为木土金水。木何以为木，亦赖火而有此木；土何以为土，亦赖火而有此土；金何以为金，亦赖火而有此金；水何以为水，亦赖火而有此水。夫木土金水，皆赖一火为之驾驭，犹之杲[1]日当空，万物皆欣欣而向荣。天子当阳，万众皆欣欣而用命，其位至尊无对，故谓之为君而已矣。自此君火一宣，而外此三焦之相火，下元之命火，亦与相助为理，煦妪而成一家，稍过便为壮火，不及便

---

[1] 杲（gǎo）：明亮。

为少火,但少火能生气,壮火能食气。治少阴者亦剂其过与不及,使之协于大中而已矣。夫少阴有本,本则为火,善治其火而便了;少阴有标,标则为寒,实关系人之性命。观于《伤寒》一书,少阴独多死证,非死于少阴之热,实死于少阴之寒也。何也?少阴标气,原自为寒,再有外寒与之附和,是为寒上加寒,肾中一点元阳必不能支,无论四逆汤、附子汤为补火之妙剂,即茯苓之导水、吴萸之扶木,无非从他面盘旋,使此一点真火不至泪没[1]于纯阴冱寒[2]之中也。少阴之中见为太阳,太阳本寒而标热,少阴本热而标寒,两两针锋相对。太阳之本寒最易粘带少阴之标寒,太阳之标热最易粘带少阴之本热。太阳本寒挟有少阴标寒,但治其阳而不治其阴,难望真精胥畅;太阳标热挟有少阴本热,但治其表而不治其里,难望内火毕宣。太阳本寒不曾挟少阴标寒,使治寒太过,邪必由寒而化热;太阳标热不曾挟少阴本热,使治热太过,邪必由热而化寒。太阳为一身外藩,八万四千毫毛,与空气相为往来,亦与邪气相为晋接。太阳伤寒,太阳伤燥,使寒燥之气太重,必引动足少阴之水气与之附和;太阳中风,太阳中火,使风火之气太重,必引动少阴之火气与之盘旋。水气一动而泣涕俱出,火气一动而烦满交加。头头是道者,亦处处皆通,惟在细心人徐为领略,难以口舌传,亦难以笔墨传也。

---

[1] 泪(gǔ)没:埋没,沉没。

[2] 冱(hù)寒:寒气凝结。冱,冻结,凝结。

厥阴之上风气治之所谓本也
本之下中之见也见之下气之标也解

心包与肝便谓之本,心包与肝之经络便谓之标,少阳为其内容,便谓之本之下中之见。本皆风气治之,故谓其本为风;标皆厥阴主之,故谓其标为阴。标本异气,故不从标本从中见。从中见者,以中气为化也。手厥阴为心包络,心主生血;足厥阴为肝,肝主藏血。心处乎上,以所生之血温肌肉而充皮肤,循经之血也;肝处乎下,以所藏之血灌诸阳而渗诸阴,守经之血也。使上焦之血不能养心,下焦之血不能养肝,驯至于髓海枯、血海涸,犹得成为厥阴乎?厥者尽也,言阳气之剥尽也。剥床于足,剥床于辨,剥床于肤,几如未食之硕果,酉会消天,戌会消地,亥会消人,酷似未开之鸿濛。然虽曰阴之绝阳,究竟阳藏于阴,乾遇巽而巽虽断,地逢雷而雷将升。邵子云:"冬至子之半,天心未改移,元酒味方淡,黄钟音正希。"斯言得之矣。厥阴主风木,中见为少阳,少阳火也。以木而从乎火,犹之以母而亲乎子也。故厥阴伤寒,消渴,气上撞心,心中痛热,饥不欲食等证,亦只病及其本经,非必急急与少阳为难者,乃楚人亡猿、祸延林木,城门失火、灾及池鱼。厥阴之火一动,少阳之火即随之而炎,发痉发厥发烦发渴,表里上下,皆成燎原矣。然理以反观而始见,证以互勘而愈明。木为枯燥之木固畏见少阳。木为湿润之木又喜见少阳。观于厥阴寒邪,口吐涎沫、脉细欲绝、肢冷身凉,得见往来寒热、胸胁苦满等证,反为吉兆,何也?厥阴之木沉于九重渊底,最难煦其寒冷之气,今得少阳之火与之附和,虽曰以阳济阴,实阴出之阳也。《伤寒注》曰:厥阴病衰,转属少阳为欲愈。其即此意也夫。

按厥阴少阳虽分两气,实出一源。离厥阴而言少阳,阳不兼乎阴,便不得谓之少阳;离少阳而言厥阴,阴不兼乎阳,便不得谓之厥阴。两经原牟尼一串,厥阴之厥热胜复即少阳之寒热往来,厥阴之气上撞心、心中痛热即少阳之胸胁苦满、心烦喜呕也。治病者若认不清畔界,将此之盘针一差,径涂迥别,其变有不可胜言者矣。

太阴湿土说

客有问于余曰:太阴气至,发为䐜胀,何也? 余曰:太阴属脾,脾属土,土有主气兼有诸脏辅气,与阳明胃为夫妇之脏,与少阴火为子母之脏,与厥阴肝太阴肺为兄弟之脏,阳奇阴耦,相与眷属一家,以出入天地之造化,吐纳水谷之精气,居中央而运四旁,何有坚大如盘,撑胀异常之为患乎? 奈六画皆坤,十月无阳,本脏原属湿区,复又引时令之湿,与水谷之湿相与聚会而逞雄。向所为眷属一家者,阳明不为之化燥,少阴不为之益火,肺不为之开通,肝不为之疏泄,遂致有入无出,排脏腑,郭胸胁,而诸胀证纷来矣。客曰:太阴腹满,既闻其说矣,太阴吐利腹痛亦有精义乎? 余曰:脾胃同居中州,腹干乃其部也,胃属阳脾属阴,标本异气,盛衰无常,其人阳盛于阴,则邪归阳明,其吐利形状譬如釜下火太旺,釜中水决裂四出,此自系热证与脾土无干。若阴盛于阳,则邪归太阴,其吐利形状譬如极敝烂之布囊,东西一点承受不得,不从上露即从下露,溃散几不可收拾,非用理中四逆何以缝固其囊乎? 太阴腹痛,其证最繁,试举其极难辨者言之。湿者水也,水盛必克火,水深必灭木,水来克火而痛,谓之悸痛,水来灭木而痛,谓之悬痛,悸痛者在膈间,悬痛者在胁下,二者皆惑人之病也。悸痛怔忡惊骇甚则烦杂无奈,医者率视为虚痛而用补益,否则视为火痛而用寒凉,岂知心位正阳,阳虚无以行水,水多反来郁火,心被水围,因而怔忡惊悸烦杂无奈,此正由水盛而非由火盛也。悬痛者,胁下聚饮作痛也。胁处半表半里,为阳去入阴之道路。暑湿之邪,留恋上中两焦,久而莫愈,以致关节之地,往来滞涩,牵行作痛,断不可视为少阳伤寒而用柴胡,惟以香附旋覆花汤,逐其胁下之饮而病如失矣。客曰:湿之病状,竟如是之纷繁莫纪乎? 余曰:子何见之浅也,余前所言,只略举其大端,犹未胪[1]举其全,若举其全而凿凿言之,则更仆不能终矣。客曰:试言其略可乎? 余曰:张长沙长于伤寒,寒之正病知之,凡由寒而出入者,亦莫不知之;刘河间精于治火,火之经病晓之,凡由火而变化者,亦莫不晓之。余欲极湿之出入变化,为此证大开生面,虽不敢谓悉中微茫,窃愿举夙昔之所经者,为子略陈焉:今之言湿者,莫不曰长夏也,夫但举长夏之湿为湿,正其不知湿者也。湿于五行为土,土苴万物,金木水火无所不包,土总四时,春夏秋冬无所不备。夫厥阴少阴木火司令也,湿时未至,

---

[1] 胪(lú):陈列。

湿或先来；阳明太阳燥寒行气也，湿时已过，湿或隐伏。医者，执春温夏暑秋凉冬寒之说，以为探骊得珠也。而不知飞鸿已翔于寥廓，弋者犹视于薮泽，其凿枘[1]早自不合矣。夫湿窜于头必眩运，湿丽于身必沉重，湿流于足必肿痛。湿者水也，水有五水；湿者饮也，饮有五饮。湿证变淋，湿证变疝，湿证变瘘，湿证变浊，以及疟痢疸痹，吐衄崩带，疹痘杨梅，极万有不齐之数，固皆不出湿之范围矣。客曰：湿之变繁如此，何从而辨之？余曰：亦不难辨也。湿为阴邪，脉来必不浮，亦不大，或弦或细或缓，现证面目黄，舌苔白滑甚则灰，头痛或兼眩运，身痛或兼沉重，身热自汗或稍恶寒，胸痞不知饥，口渴不欲饮，心下悸，腹时痛。虽恶寒似伤寒，但伤寒无汗，此则有汗；汗出似中风，但中风脉浮缓，此则脉沉缓；口渴似温证，但温证能饮，此则不能饮。既反覆以求其真，复对勘以辨其似，邪亦何能遁其形乎？

太阴传入厥阴说

温热末传，往往痉厥神昏，舌短干呕，其为厥阴见证明甚。足太阴脾，湿土纯阴脏也，与少阳火似风马牛不相及，然湿之传化各随其人之寒热。其人素偏于寒则湿从寒化而陷入少阴，形寒嗜卧，脉细肢厥。若素偏于热则湿从热化而窜入三焦，三焦为火加入外来湿邪，如火上加油，火气挟水气而愈烈，水势借火势而愈张。两两和合，

---

[1] 凿枘（ruì）：凿，卯眼；枘，榫头。

两两沸腾，上走手厥阴家，如云蒸霞蔚而神为之昏；下走足厥阴家，如日炙火熬而肝为之躁，神昏则渐不识人，肝躁则筋似不活，比之温热末传，其情状固不甚相悬也。医者，不必待其已到厥阴而后调治，当其邪在少阳湿热交战之时，即审量湿热之偏多偏少，假令湿有七分、热只二分，则与以刚中之柔；热有七分、湿只二分，则与以柔中之刚；若湿热两停，用药亦刚柔两平。然此中有讨巧法，为余夙昔所治验者，试合首尾而确凿言之：太阴发火原属阴火，虽曰阴火，火势至熏灼之时，竟能口伤烂赤，小水浑浊，阴火酷似阳火，然虽似阳火，推其觞之始滥，究竟从阴分而来。夫既从阴分而来则湿为其本，热乃其标也。余以为斩草要斩根，擒贼要擒王，无论湿热两停，固宜用刚远柔，即热有七分、湿有三分，当参用柔药者，亦可与以刚中之柔，盖湿能留热，热不能留湿，偏去其湿即所以偏去其热也。然非胸中有竹，眼底无花，虽湿热当前亦不知湿热为何物。即略知为何物，而湿热之多多寡寡，亦茫然无所低昂，用药毗刚则添刚病，毗柔则添柔病，刚柔互换，阴阳两亏，日复一日而病遂不支矣。

风温温热，暑温湿温，四者均有痉厥神昏、舌短干呕等证，吴氏概主以清宫等汤。然风火阳邪，阳和以阴，诸药自是不祧之品。暑湿两邪为阴中有阳，阳中有阴，亦以此汤沃之，揆[1]之于理，终不甚合。余主以渗湿解结汤，屡试屡验，故特别白言之。再此证牙关紧急，口难于言，果

---

[1] 揆（kuí）：推测揣度。

察其人舌滑不渴，即渴亦不多饮，胸痞不食，即食亦中停不下，虽口伤烂赤，小水浑浊，热邪极盛，用清不如用下，不妨加干姜二丑[1]使行泻一两次。盖湿热蒸围，天君被困，立刻有闭脱之虞，大开幽门，放水下行，斯拨云雾而见青天矣。

太阴传入少阴说

太阴居外一层，如鸡子之白；少阴居里一层，如鸡子之黄。太阴旺在戌亥，与阳明对垒；少阴旺在子丑，与太阳对垒。太阴司天，为湿气下临；少阴司天，为热气下临。两经画疆而王，夫亦何相干涉乎？然楚人亡猿，祸延林木。太阴虽在外，而肾之五液，原为太阴所输将；少阴虽在内，而脾之真精，终归少阴所执掌。况太阴属土，若无肾水以济之，则土为敦阜之土；少阴属水，若无脾土以制之，则水为泛滥之水。太阴属土，若无君火暖其土，土终成为卑监；少阴属火，若无湿土济其火，火卒归于浮游。两经原牟尼而一串，蝉联而一气也。然两两相因者，实处处不同。有太阴证未罢而传入少阴者，有太阴证既罢而传入少阴者，有太阴太盛而侵入少阴者，有太阴太虚而滔入少阴者，有太阴本寒而从少阴寒化者，有太阴本热而从少阴热化者。分之虽有万派，合之只是一源矣。夫手少阴为离，足少阴为坎，坤与离合，从火化而为热，坤与坎合，从水化而为寒。少阴热邪，口燥咽干，舌唇生疮，心烦

---

[1] 二丑：牵牛子的别名。

不眠；少阴寒邪，干呕奔豚，心悸，小便不利。热宜导赤泻心黄连阿胶等汤，寒宜鹿附真武茯苓桂枝等汤矣。

太阴传入少阴从水化者多，水为客水，宜放其水，水为真水，宜暖其水。俾君火之权有主张，生阳之气有发宣，戊癸合德，阴阳互根。手少阴停水谓之心水，足少阴停水谓之肾水。心水由于火虚不能行水，肾水由于阳虚不能制水，二者均宜温药和之。但治上焦之水以逐水为主，治下焦之水以暖水为主。夫同此一水，而一逐之一暖之，何哉？盖心者火也，水来克火，此正由水盛，故散水即所以补火；肾者水也，而宰之者火也，水来侮火，此正由火衰，故补火即所以制水。然证有千端，法有万变。上焦宜逐水，倘水为虚水，何必不可补。下焦宜暖水，倘水为贼水，何必不可逐。既神明于规矩之中，复变通于规矩之外，而治少阴之能事毕矣。再水寒之气，由阳部而注于经，必身热脉沉；由阴部而注入骨，必身痛腰痛。寒湿停在下焦，少腹坠而尻脉酸；热湿停在下焦，舌白腐而肛坠痛。肾主两便，小便停湿而不利，大便积水而滑下。肾主五液，阳虚不能挕[1]唾，阴寒时欲吐水，他如少阴发淋、少阴发疝、少阴带浊、少阴溺血，有握发难穷其变状者矣。再煦万物者莫如火，火而渊源于水，火之真精方畅；泽万物者莫如水，水而渊源于火，水之涨力弥张。一而神者两而化。天地亦何有缺理乎？奈人自受生以来，火在上而陷于下，水在下而泛于上，水火两不安其位；火在上而败于

---

[1] 挕（shè）：收敛。《康熙字典》："挕……俗借为摄字。"

上,水在下而枯于下,水火各不举其职。人莫不曰此阴阳不互宅也,其说亦大近于理,不涉门外汉之谈矣。然吾观河图神数,一六居北,二七居南,南北中间为五与十所居之位。夫此五与十者,何也?即撑持宇宙之大地也,一六水之发源者在此,二七火之得气者在此,土与水火原有两相和合之妙,虑其进入云乎哉!再太阴湿土克少阴肾水,此理明甚。余于两经相合处偏说得十分关切,见医道无穷,业此道者不可故畦自封也。其实少阴证得戊土之化,无有不得生者。须知。

太阳系在太阴说

太阳寒水为外面之水,太阴湿土为内容之水。寒为水之气,湿为水之质也。证太阳而脉太阴为系在太阴,脉太阳而证太阴亦为系在太阴。系在太阴者,由太阳而传太阴也。但系之情状变迁不同,阳大而阴小,以大加小谓之无情之系;阳外而阴内,以内引外谓之有情之系。阳去入阴,一入而不复出,是以阴锢阳,锢阳固谓之系;阴出之阳,一出而不复入,是以阳格阴,格阴亦谓之系。他如病在上而系在下,病在下而系在上,其种种形状有罄南山之竹而难纪其数者矣。夫先伤于寒后伤于湿,是由寒壅湿,面黄目黄身亦黄,宜茵陈五苓散;先伤于湿而后伤于寒,是由湿生寒,身痛腰痛髀亦痛,宜白术附子汤。太阳伤寒并伤湿,太阴伤湿并伤寒,阴阳两伤表里兼病,宜麻黄连翘赤小豆汤、桂枝去芍药加茯苓白术汤。太阳伤寒,汗之太过,阳虚阴乘,心下悸者,桂枝甘草汤。脐下悸者,茯苓桂枝甘草大枣汤。发汗则动经,身为振振摇者,茯苓桂枝白术甘草汤。太阳伤寒,下之太早,里虚邪陷,呕而发热者,半夏泻心汤。胁下有水气,腹中雷鸣下利者,生姜泻心汤。从心下至少腹,鞕满而痛不可近者,大陷胸汤。推之湿为寒湿,附子理中汤。湿为时湿,藿香正气汤。湿为风湿,桂枝附子汤。湿为暑湿,清暑益气汤。湿为虚湿,升阳益胃汤。湿为秽湿,苏合香丸或走马汤。又何论雾露之湿、川泽之湿、水谷之湿之昭昭在人耳目间也哉。夫太阳者巨阳也,即鸿荒肇造,浑浑沦沦之元气也。试立乎天之下地之上,而东西南北望,凡日月转旋,山川流亘,与形形色色,璨呈于当前者,莫非巨阳之气所充周,而巨阳里面所包裹者,即太阴也。譬诸树然,太阳为树之皮,太阴为树心,皮烂未有不伤及于心者,然则太阳表气一动,三百九十七法莫非由此而变矣,独系在太阴乎哉?

阳明陷入太阴太阴转属阳明说

陷入者,先陷而后入也;转属者,先转而后属也。陷入如高岸之为谷,转属如幽谷之迁乔。陷非遽陷,阳明克伐太过,斯正气不支;转非遽转,太阴调养得宜,斯邪机向外。正气不支,而阳明之高沦于太阴之卑矣;邪机向外,而太阴之卑达于阳明之高矣。然而混以视之不得也,阳明位居申酉,如男正位乎外;太阴位居戌亥,如女正位乎内,为敦阜,为卑监,性质不同。或主入或主出,事权各异。燠万物者莫如火,燥虽非火,而燥必化火;润万物者莫如水,湿虽非水,而湿每挟水。二者之各有所偏,俨然天缺乎西北,地缺乎东南矣。然而歧以视之不得也。阳明为胃,胃猎物而输于脾;太阴为脾,脾散精而助乎胃。艮土得坤土之润,万物毕献菁华;阴枢借阳枢之权,五脏并增光焰。刚柔和德,夫妻同心。而阳明之中有太阴,合同而化矣;太阴之中有阳明,迭相为经矣。然而阳明有专长,不验之昭昭者不知也。人身有四海,胃又为四海之海。经曰:"五脏皆禀于胃,胃者五脏之本也。"脏气不能自致[1]于手太阴,必因于胃气乃能至于手太阴。故病甚者,胃气不能与之俱至于手太阴,则真脏之气独见,独见者死。又曰:"凡阳有五,五五二十五阳,所谓阳者,胃脘[2]之阳也。"夫二十五阳,实归根于五阳,而五阳又归根于胃脘[3]之一阳。然则阳明也者,其殆五脏六腑之橐籥也。夫然而太阴有妙义,不想入非非者不知也。经曰:脏真濡于脾,脾存肌肉之气也。又曰:脾脉者,土也,孤脏以灌四旁者也。太过则令人四肢不举,不及则令人九窍不通。名曰重强。可见阳明为人身之橐籥者,而太阴亦为人身之玄牝矣。然而阳明太阴不对待言之,其功不著也。夫同此一邪,从阳明燥金而化谓之热湿,从太阴湿土而化谓之

---

[1] 致:通"至"。到,到达。《管子·大匡》:"邢君出,致于齐。"

[2] 脘:原作"腕",据《素问》改。《素问·阴阳别论》:"凡阳有五,五五二十五阳。……所谓阳者,胃脘之阳也。"

[3] 脘:原作"腕",据《素问》改。《素问·阴阳别论》:"凡阳有五,五五二十五阳。……所谓阳者,胃脘之阳也。"

寒湿。热湿之邪每伤气,寒湿之邪恒伤形,热湿布三焦治从辛凉,寒湿附太阳治宜辛热,一而神者,亦两而化。而治阳明者宜知其化燥矣,治太阴者宜知其兼寒矣。然而阳明太阴不交互言之,其用不神也。从阳化者热,未始无寒之与伍;从阴化者寒,未始无热之与邻。故阳明中有太阴,治兼和阴;太阴中有阳明,治兼和阳。然此中有权宜法,为余夙昔所治验者,湿为本,热为标,偏去其湿,即偏去其热,而治阳明兼太阴者当知所变通矣,治太阴兼阳明者当知所趋重矣。

脾胃者土也,土为湿土属在太阴,土为燥土属在阳明。湿盛生寒必兼太阳寒水,燥极化火必兼少阳三焦,寒化之至则入于少阴肾矣,热化之至则入于厥阴包络矣。治此证者须审其从何而化,知其所化,一了百了。再此证余虽云偏去其湿即偏去其热,但病证多端,倘湿邪末传,医用阳药将湿燥净,只留热结独存,亦须退热存阴,学者勿刻舟求剑也。

少阳太阴合病说

少阳司天,热气下临;太阴司天,湿气下临。两者原相冰炭,况少阳气腾地上,太阴质凝土中,又如参商之不相见面,何由相助为虐乎?然少阳主火,火者天之气也;太阴主水,水者地之气也。天气得地气若薪炭加麻油,地气得天气若釜上架蒸笼,天地迭相为魔,水火交相为害,而诸合证毕现矣。有少阳太阴两衰而邪从寒化者,有少阳太阴两盛而邪从热化者,有少阳不解进入太阴者,有太阴不解进入少阳者,有湿热往来相循而邪陷于三焦气分者,有湿热团聚不散而邪陷于阳明营分者,有湿热交战而木火与之相附者,有湿热两败而胆火与之为难者。试一一言之,其谓少阳太阴两衰而邪从寒化者何? 经曰:"三焦者,决渎之官,水道出焉; 脾者,仓廪之官,五味出焉。"倘或三焦不能行水,中焦不能散精,水谷之入于胃者,率皆停中不化。逆于胃必作吐,溜于脾必作泻,上下两脱,内外无阳,而面渗息冷、恶寒身倦之变证蜂起矣,此少阳太阴两衰而邪从寒化者之一说也。其谓少阳太阴两盛,而邪从热化者何? 足少阳属木,手少阳属火,足太阴属土,木生火,火生土,三者聚合而为一家。倘其人肝性不藏,火土太燥,不独周身经络全从热化,即脏腑之主藏精者,亦如日炙火熬,浮游焉而归于尽。盖湿得热而发,火得木而恣,阴火有似阳火者矣,此少阳太阴两盛而邪从热化之一说也。其谓少阳不解进入太阴者何? 释家风轮主持大地,盖以土得木而疏也,奈诸气膜郁之人,小有不平便发大怒,两胁欲举,腹胀如鼓,胀极作痛,痛有头足,此无论为敦阜之土,为卑监之土,固皆风轮之不转,有以招其尤而取其灾也,此少阳不解进入太阴之一说也。其谓太阴不解,进入少阳者何? 太阴为湿土之脏,湿重必化水,水多必灭火,湿郁必生热,热极必焚木,灭火者阴邪,焚木者阳邪也。阴阳迭肆充斥于膜原之地,外而口苦咽干,内而呕吐烦悸,柴胡之证遂呈矣,此太阴不解进入少阳之一说也。其谓湿热往来相循,陷于三焦气分者何? 太阴发火,原属阴火,虽曰阴火酷似壮火,火壮则金囚,金因则木横,木横则痉厥神昏,舌短烦躁,非其昭著不可掩者乎?此湿热往来相循,陷于三焦气分之一说也。其谓湿热团聚不散,陷于阳明营分者何?夫热胜于湿则邪在三焦,若湿盛于热则邪归阳明。阳明主胃,胃有结热,由上脘[1]而熏胸中,必入暮谵妄;阳明主肌肉,肌肉有隐邪,由肌里而蒸皮外,必发班[2]发疹。虽胃与心隔,然湿热蒸围,心阳自难宁居也,此湿热团聚不散陷于阳明营分之一说也。其谓湿热交战,木火与之相附者何?夫虎啸则风生,龙吟则云从,物类自然之势也。今上焦之热得中焦之湿为之后殿,而热者益热,以一热引众热,自行动厥阴之热,与之聚类而逞雄,或呕吐涎沫,或下利清[3]水,火邪上下充斥,殆所谓厥攸灼叙,弗其绝者乎?此湿热交战,木火与之相附之一说也。其谓湿热两败,胆火与之为难者何?夫物必先腐也,而后虫生之。今湿热交争,两败俱伤,胃津被劫,舌光如镜,胆火上攻,其见证胸闷欲绝,干呕不止,宜存阴平肝两去其邪矣,此湿热两败,胆火与之为难者又一说也。总之,少阳为由阳入阴之道路,太阴为中原用兵之战场。少阳外叛,中州必动夫干戈。太阴内溃,邻贼益生夫觊觎。医者其无忽于少阳之来路、太阴之去路,斯为善战之帅矣。

---

[1] 脘:原作"腕",据文义改。

[2] 班:通"斑"。

[3] 清:原作"青",据文义改。

时令之湿

时令犹月令,天之所以按时行令也。水入土中曰湿,水本属阴,入于土中为阴中之阴,故属太阴。湿之本质为土,湿之内容为水,湿从水化谓之正化,湿从火化乃对化也。夫从水而化,理犹易晓,从火而化,此中有绝妙巧思,不想入非非难知也。人莫不谓木能克土,土中不可有木,余则以为土得木而克,亦得木而疏,土中万不可无木,观诸苍苍者之造物可知矣。夫霜降以后,大寒以前,太阴行令,此时天寒地冻,气象愁惨,万物生意,尽退藏于九重渊底。迨由太阴而厥阴一阳萌动矣,由厥阴而少阳三阳开泰矣,到得午未两会,湿得热抟,热合湿蒸,草木扬芳,山水如画,宇宙间成一极繁华之场。然利与害相因,祸与福同门。云行雨施,与人无涉也,而人不支矣;烟笼雾锁,与人无干也,而人被困矣。所以然者,湿非能伤人,缘人脏腑先自成湿薮,以内湿引外湿,湿遂辐辏而来矣。

水谷之湿

水谷之湿,合贫贱富贵而无境不有,合男女老幼而无人不有。亦如时令之湿,遍满于宇宙间也。经曰:饮入于胃,胃游溢其精气,输之于脾,脾气散精,上归于肺,肺为之通调水道,下输膀胱。是水谷在外,只为草木之菁华。用入于胃,即为脏腑之菁华也。观于两神相搏,合而成形,谓之曰精;谷入气满,淖泽注于骨,谓之曰液;中焦受气,取汁变化而赤,谓之曰血;腠理发泄,汗出溱溱,谓之曰津。诸物命名虽不同，而其为水谷之化则无不同也。奈肝气闭郁者，不克传化夫水谷；脾阳不振者，不克磨化夫水谷；命火不宣者，不克蒸化夫水谷。由是水谷之为水谷，不能上焦开发，熏肤充身泽毛，如雾露之溉，惟是与肠中之汁、胃底之脂，与夫表里上下之饮，相与和合而为一家，而从阳化者谓之阳明证矣，从阴化者谓之太阴证矣。

雾露之湿

雾露皆地气之上腾者也，重者为云，轻者为雾，大者为雨，小者为露。观雾露之湿而云雨之湿可类推矣。地气由下而升，天气自上而降，两气相抟则为雾露。雾为臭雾多兼秽浊，宜以芳香化其浊；露为冷露多兼水寒，宜以辛温胜其寒。此等邪气，四时皆有，夏秋居多，以夏秋正行湿令时也。人有冥行于昏雾四塞之中者，有酣睡于露冷风凄之地者，其在元气不亏之人，率皆完全无害，照常无恙。元气稍虚，或烦劳伤中，或饥疲不支，雾露之湿每从空空洞洞中人于不及知。表阳虚者由毛窍而入，里阳虚者由口鼻而入。由毛窍而入，皮毛肌肉经络关节为受湿之区；由口鼻而入，五脏六腑为受湿之区。表伤必麻木痛重，寒热眩运；里伤必胸痞肚胀，上吐下泻。或曰雾露之湿为清湿，多伤在上焦，法宜汗解，而亦不必拘也。六气伤人，类皆随人之虚实而化病，人之虚实无定，邪之伤人亦无定。若以上焦宜汗之说，印定后人耳目，在心境稍活者或知所变通，心境稍滞者能不刻舟以求剑乎，是以君子恶夫画也。

川泽之湿

流者为川,潴者为泽,皆湿之附丽在地者也。彼夫江海潮汐,田园灌溉,非泽川而类于川泽者,皆可以作一例观。其伤人也,或其水藏毒,误用其水而伤者;或其地太寒,久居其地而伤者;或峦烟岚瘴,误触其气而伤者;或有汗出浴水而伤者,或有中途涉险而伤者。旧说以川泽之湿为浊湿,多伤在下焦,未免太拘。然近水者土必薄,其多湿疥湿癣麻风等证固不消说;近水者水必多,其多胸痞腹满吐泻痛胀等证理尤晓甚。医者察其色按其脉审其人,果伤在皮毛以苍柏破顽散主之,伤在经络关节以渗湿和表汤主之,伤在脏腑以渗湿解结汤即大小五虎汤主之。若执浊湿之说,但以分利为主,其毋乃胶柱鼓瑟也乎?

秽浊之湿

臭味之太别者秽也,垫溢之太甚者浊也。秽如鲍鱼之肆然,浊如黄河流然。极而言之,凡空气所不到,日光所不临者,皆可以秽浊名之也。其时地不一般,其形质不一等,其中伤人亦不一类。有深入不毛,触残山剩水之气而伤者;有误入隐僻,触荒邱[1]古庙之气而伤者;有连岁干戈,多年荒旱,枯骨遍野,道殣相望,触䃉[2]烂之气而伤者;有瘟疠太兴之年,各乡各村沿门合户,老幼传染其气而伤

----

[1] 邱:同"丘"。

[2] 䃉:通"磨",碎烂。《易林·艮之损》:"卵与石斗,䃉碎无疑。"

者。他如恶露之溪、溷沌[1]之厕、粪弃之堆，与夫人之狐臭、歪疮败血等，皆冥冥中之藏有杀气者也。但人之脏腑中本无秽浊者，虽遭外之秽浊，受伤犹浅；脏腑中本有秽浊者，再加外之秽浊，被害实深。所以然者，两阴相合，譬如以涂附涂，一线之正气必不能支矣。夫人体之健全赖乎胃气，以胃气之强者，与秽浊之轻者遇，犹之乎镜面洒尘，岂不少垢，一拂拭而遂明；以胃气之弱者，与秽浊之重者遇，其一病不起者无论也。即或胃气犹克[2]支持，表面不作寒热，里面不衰饮食，而疫疠之邪，早从口鼻而伏于膜原，遇秋历冬，阳气伏而阴气亦伏，到得春夏两令，阳气鼓动于中，邪气之伏于内者，始局蹐[3]而不自安。然阴性沾腻，阳欲进而阴不欲退，邪正必交争，交争必互拒，向之卫气不失其常度者，今则尽失其常度，其偏于表者必作寒热，偏于里者必衰饮食。医者执春温夏热之说，治以辛凉佐以甘寒。岂知飞鸿已翔于寥廓，弋者犹视于薮泽，早知凿枘不合矣。吾不敢谓春夏之必无温证，但执时令之说，谓绝无前年之伏湿，厕乎其间，则吾断断乎不敢信也。

伏气之湿

乾遇巽之月窟伏也，地逢雷之天根亦伏也。但貌而言之曰，伏必其气之未甚显张也。况湿为阴邪，其质多

---

[1] 溷(hùn)沌(dùn)：混杂，混乱；混浊，污浊。

[2] 克：能。

[3] 局蹐(jújí)：局促不安的样子。

腻,其性多险,不惟好伏,而且善伏。然察其情状,亦不过藏器以待,非一伏而不复发者比。其伏之也,不独瘴疠之湿、秽浊之湿,好与我为难,即时令之湿、水谷之湿、雾露之湿、川泽之湿俱属宇宙一派清气,亦往往固结而不得解,沾腻而不得开。是果造物者之无情乎? 何其好杀人之甚也? 而非也。自开辟以来,但闻天地好生人,未闻其好杀人也。人身亦小天地,人身不类于天地。天地乃以其好生人者而转为好杀人,其不类处,亦非一端。或其阳不类,不如天地之善护;或其阴不类,不如天地之善藏。不护不藏,譬如慢藏诲盗,冶容诲淫。浊湿之善污乎我者,窥我之不善护而伏之;毒湿之善戕乎我者,窥我之不善藏而伏之。彼时令水谷雾露川泽,本皆天地间卫生之具,似乎其不欲伏之,亦似乎不畏其伏之,而亦非然也。人身同乎天地,能如天地之善护善藏,诸湿物不啻我之膏粱文绣。人身反乎天地,不能如天地之善护善藏,则诸湿物乃我之魑魅魍魉也。夫人当长夏之时,或当新秋之节,热湿寒湿交战于当前,其卫气之十分强者,虽有湿邪来侵,譬如逆风扬尘,邪反退避三舍;其卫气之十分弱者,则及时发作矣。然有一种卫气,强弱参半者,亦曾遭湿气浸淫,而水谷悍气撑持得住,表里上下尚能完全无害。然强中挟弱,诸湿邪每乘其些须之不振,投间抵隙而入,秋冬阳气潜藏,其盘据者自若也。到得纸鸢起,管灰飞,而一阳萌动矣。邪之伏者,如以鼠见猫岌岌不自安,但以久伏之阴而遇暂来之阳,必恃强不服,不服则争,争则战,争焉战焉,狐兔失其故穴矣。其鏖战于皮肤者以皮肤作战场,鏖战于肌肉者以肌肉作战场,鏖战于脏腑者以脏腑作战场。其初湿未化热,舌白不渴,胸痞不饥,纯属阴寒。迨郁久成热,舌白而黄,胸痞而烦,阴中兼挟阳矣。医者见其有阳也,认为纯阳无阴之温证,投以凉药,凉药不应,不以为针芥不投,反以沉疴难起,往往听诸彼苍,令病者之束手待毙也,岂不冤哉。

脏腑自生之湿

人之一身,气有余便是火,气不足便是水。脏腑自生之湿,非脏腑本无湿而特地以生之也。脏腑本为运湿之所,乃气虚不能运湿。举凡守经之湿、循经之湿,遂皆停于各所管辖之地,固结而不可解。其停在阳分者谓之阳湿,停在阴分者谓之阴湿,总之皆脏腑本有之湿,而非外面传来之湿,亦非旁面转生之湿也。湿之形质多端,其转换亦难测。琐屑言之,水气篇[1]之心水、肝水、肺水、脾水、肾水,痰饮证之伏饮、留饮、支饮、溢饮、悬饮,以及疟痢疸痹、癥癖疝瘕、吐衄带浊,皆湿邪之出入变化,随地而易形。余尝谓经络脏腑如宇宙间三戏台一般,六气之邪如宇宙间之傀儡一般,宇宙间之戏台千千万万虽不同,而其为傀儡之登临者,则无不同也。医者须认定是某处戏台、某等傀儡,则用药攻打,自不至有治甲伤乙、治乙伤甲之变矣。

---

[1] 篇:原作"蒿",据文义改。此处"水气篇"当指《金匮要略·水气病脉证并治》。

湿伤皮肤说

　　肺主皮毛,胃主肌肉,而皆统诸太阳。太阳者,皮毛肌肉之总领也。太阴属土,水入土中即湿也。二者本牟尼而一串。倘太阳表气不固,雾露之湿、川泽之湿、瘴疠之湿,皆得乘势而捣其虚。清湿多伤在上焦,浊湿多伤在下焦,秽湿多伤在中焦。湿与风合,出汗而恶风;湿与寒合,无汗而恶寒;湿与温合,不独发热恶寒,而且身重胸满,两胫冷矣。所谓清湿者惟何? 即湿之轻清上浮者也。经曰:"清阳出上窍。"又曰:"清阳发腠理。"人身之有清阳,正如白日清天,一假[1]煦和之气,栩栩欲活,奈白露一降,黄雾四塞。人之攫其锋者,首为之裹,目为之蒙,耳为之肿,鼻为之塞,而且沾濡浸润,渍入皮而麻,渍入肤而痛矣,此雾露之湿伤人皮肤之实在情形也。所谓浊湿者惟何? 即湿之附丽在地者也。经曰:"浊湿走下窍。"又曰:"浊湿归五脏。"浊阴非必故引乎浊湿,而足太阴之脉发于隐白,足少阴之脉发于涌泉,足厥阴之脉发于太敦[2],以阴从阴,不啻以涂附涂,而伤及于下者,始焉不过胫骨肿痛,积久不治,行将膝髌肿痛而入中上焦矣,此川泽之湿伤人皮肤之实在情形也。所谓秽湿者惟何? 即邪之中人昏仆于地者是也。此等疫邪,或在深山,或在古庙,臭恶之气由膜原而直走中道,猝然神昏,呼之不应。湿或兼寒,

---

[1] 假(jiǎ):借用;借助,凭借。

[2] 太敦:即大敦。太,古作"大"。

皮凉而肢挛；湿或兼火，身热而腹胀。经曰："诸寒收引，皆属于肾；诸湿肿满，皆属于脾。"非其昭著不可掩者乎，此瘴疠之湿中人皮肤之实在情形也。太阴湿土与厥阴风木同病，谓之风湿。夫震坤合德，木土不害，令之和者也。奈湿气下临，兼有风邪相助为虐，风胜于湿，皮肤牵引作痛，甚则掣痛，不可屈伸，近之则痛剧；湿胜于风，皮肤肿硬作痛，甚则湿流污水，燥起白痂。所以然者，湿善浸淫，风善游走，右左相移，上下相逐，如脉痹形状，故风欲行而湿为之留，湿欲停而风为之引，往往有终年累月而莫能解者矣，此湿与风合伤人皮肤之实在情形也。太阴湿土与太阳寒水合病为之寒湿，夫湿从寒化，化之正者也。然太阳证，头痛、身痛、腰亦痛，而脉偏缓，手足反温，是谓系在太阴。系在太阴者，由太阳而传太阴也。夫由寒壅湿，偏表者，有少腹满之小青龙汤，身黄之加减麻黄连翘赤小豆汤；传里者有足跗[1]肿之鹿附汤，脊髀痛之加减白术附子汤。盖寒湿一气，故皆从一治也，此湿与寒合伤人皮肤之实在情形也。太阴湿土与少阳相火合病，为之温湿。温湿者温病兼湿，谓既有目赤耳聋之少阳证，又有身重胸满之太阴证。夫湿热两分，病犹轻而缓；湿热两合，病则重而速。观于湿热作痛、湿热作肿、湿热作黄等证，未尝不

59

---

[1] 跗：原作"腑"，据文义、《温病条辨》改。跗，通"趺"，脚背。《温病条辨》："湿久不治，伏足少阴，舌白身痛，足趺浮肿，鹿附汤主之。"

叹太阴发火。虽是虚火,而湿得热助有甚于阳火之薰[1]灼者矣,此湿与温合伤人皮肤之一说也。总之,湿伤三焦气分,必作麻木痛重,甚则疸痹;湿伤三焦血分,必发斑疹瘰痘,甚则杨梅。荣卫两伤必寒战热炽,骨骱(jiè)[2]烦痛,甚则舌唇肿大,面目痿黄。医者察脉定证,照证拣方,其勿使湿气浸淫,皮肤作战场之地则得矣。

湿停经络说

手太阴肺起中焦络大肠,行胃口营臑内,入寸口上鱼际,终大指接次指。手阳明大肠起次指,出合骨,行臑外入缺盆,贯两颊,当下齿挟人中,终鼻孔。足阳明胃起鼻额,入上齿,环唇口交承浆,循喉咙入腹里,下膝膑终足大指。足太阴脾起足大指,循经膝入腹中,上膈挟咽连舌,散舌下注心宫。手少阴心起心经,络小肠,挟咽循臑,下肘循臂,抵锐骨,终小指。手太阳小肠起小指,上臂骨,出肘内,入缺盆,上颈颊,入耳中,抵鼻,终目内眦。足太阳膀胱起目内眦,上额交巅入耳角,络脑间,下项循肩抵腰终足小指。足少阴肾起足小指,出内踝循后踝,上股贯脊挟舌,循喉咙注胸中。手厥阴心包起胸中,出胁下腋,循臑,入肘,下臂,行掌心,终小指次指间。手少阳三焦起小指次指间,循腕,出臂,贯肘,入缺盆,布膻中,入耳,终目锐眦。足少阳胆起外角,上头角下耳后,循颈至肩下腋,

---

[1] 薰:同"熏"。
[2] 骱(jiè):骨节与骨节衔接的地方。

循胸循腑入足大指。足厥阴肝起足大指，上内踝入胭中，绕阴器循喉咙，注入肺。按大者为经，小者为络，人身之有经络，犹天地间之有水道也。治水者不晓其水道不能治其水，治病者不明其经络亦难治其病也。湿为阴邪，最善迷漫，亦最善奔窜，如头痛身痛项背几几，湿停太阳也。而阳虚邪陷，脐悸奔豚则由太阳而入少阴矣。目黄身黄眼底卧蚕，湿停阳明也。而阳陷阴凝，腹满跗[1]肿则由阳明而入太阴矣。缺盆纽痛，胁下痞鞕，湿停少阳也。而宗筋不振，睾丸肿痛则由少阳而入厥阴矣。阴阳传变无定，斯兼风兼火兼燥兼寒自难以逆料。医者先审察湿之居何部位，再审察湿之从何而化，用药驱除自有准的矣。

湿流关节说

关为机关，譬则车轮之轴也；节为骨节，譬则车轮之辐[2]也。湿流焉者，雾露之湿为清湿，其流也自上；川泽之湿为浊湿，其流也自下。脏腑湿停而滑，则以流为流；脏腑气虚而滞，则以不流为流。由关节而流筋骨必痛烦，由关节而流荣卫必寒热，由关节而流于头必眩运，由关节而流于足必瘀肿。关节隳[3]于上，头倾视深，背折肩随；关节

---

[1] 跗：原作"腑"，据文义改。跗，通"跗"，脚背。

[2] 辐（fú）：垫在车箱和车轴之间的木块。上面承载车箱，下面呈弧形，架在轴上。

[3] 隳（huī）：毁坏。

隳于下,尻以代踵[1],脊以代头;关节隳于中,曲伸不便,转摇不灵。昔黄帝问于岐伯曰:"人有八虚,各何以候?"岐伯曰:"以候五脏。"黄帝曰:"候之奈何?"岐伯曰:"肺心有邪其气流于两肘,肝有邪其气流于两腋,脾有邪其气流于两髀,肾有邪其气流于两腘。凡此八虚者皆机关之室,真气之所过,血络之所营,邪气恶血固不得住留,住留则伤经络,骨节不得屈伸,必病挛也。"迄今由经之言思之,人身之有关节,犹之乎网之有纲,裘之有领,胸胁腹干全赖其撑持。倘湿邪浸润,如泽之灭乎木焉,性命攸关矣。独筋骨不用,病挛也哉?而经顾为是言者,亦以一雾露之侵,一饮食之过,脾阳偶为不振,诸湿邪遂投间抵隙而来。吾观湿流太阳关节,发热恶寒,项背几几,则羌活胜湿汤之证也;湿流少阳关节,无寒但潮热,胁下时痛,香附旋覆花汤之证也;湿流太阳太阴关节,脉沉而细,关节痛疼而烦,小便不利,大便反快,则五苓散之证也;湿流太阳阳明关节,骨节烦疼,掣痛不得屈伸,汗出短气,或身微肿,则甘草附子汤之证也。然有怪证为余所治验者,两臂尖痛,或肘尖痛,或臑内痛,投以渗湿和里汤加桂枝防己而愈矣;两胯痛,两髀痛,两腘痛,投以渗湿和里汤加腹皮二丑而愈矣。夫同一湿流关节,而上焦加桂枝防己者,欲其从表作解也;下焦加腹皮二丑者,欲其从里作解也。攻表攻里,各随势以施,而邪气有不退乎哉。

---

[1] 踵:原作"肿",据文义《素问》改。《素问·痹论》:"尻以代踵,脊以代头。"

湿停脏腑说

脏者藏也,藏精者也。腑者府也,如人居之有府也。经曰:"毛脉合精行于四腑,腑精神明留于四脏。"是脏腑本为贮湿之所,亦何虑湿之有停乎。然经又有云:"五脏者存精气而不泻者也,故满而不能实;六腑者传化物而不存者也,故实而不能满。"由此数语观之,脏腑虽为贮湿之所而亦为运湿之所,不独外来之湿不得住留,即内容之湿亦非一块死肉,而绝无所消息于其间者矣。湿也者,即鸿荒肇造,撑持宇宙之大地也。其气发扬于上,为雨露为霜雪;包涵于下,为溪湖为川泽。而人以藐然之身,游焉食焉于其间,充皮毛而长肌肉,通荣卫而行阴阳,原非片刻所能离。奈人之元气素虚者,上焦不能运水,中焦不能散水,下焦不能主水,而时令之湿、川泽之湿、水谷之湿,皆得投间抵隙,中人于不及觉。其从皮毛而入者,由经络而旁及于脏腑;从口鼻而入者,由膜原而直中于脏腑。而向为能运湿之脏腑者,今则为多留湿之脏腑。而诸从湿所化之证,层见叠出矣。湿者水也,水附于心谓之心水。《金匮》云:"心水者,其身重而少气,不得卧,烦而躁,其人阴肿。"盖心阳被郁,必身重少气,水来克火,必不寐烦躁。阳虚不能下交于阴,阴气不化,阴囊必肿大矣。水附于肝谓之肝水。《金匮》云:"肝水者,其腹大不能自转侧,胁下腹痛,时时津液微生,小便续通。"夫肝者木也,水气凌肝,必传于脾,故腹大身重,肝气横于本部,故胁下作痛,横极必传,故引两腹亦痛。肝气上下冲突,水邪随之,津液微生,小便续通,非其见证之自然者乎?水附于肺谓之肺水。肺水者,其身肿,小便难,时时鸭溏。肺主气,亦主皮毛,气虚不能行水,水气渗入皮毛,必传为胕肿。肺为治节之官,治节不行,水气无所禀令,必乘势汛滥,停入膀胱必作癃闭,停入大肠必如鸭粪之清澈不贯矣。水附于脾谓之脾水。《金匮》云:"脾水者,其腹大,四肢苦重,津液不生,但苦少气、小便难。"脾属土,水来侮土,故腹大身重。津气生于谷,脾虚不能化谷,故阴阳两伤,液枯气少而小便难矣。水附于肾谓之肾水。《金匮》云:"肾水者,其腹大脐肿腰痛,不得溺,阴下湿如牛鼻上汗,其人足逆冷而反瘦。"肾者水脏也,与心之水原互相为宅,肾虚不能上领心火之气,其阳必虚,阳虚阴必凝,阴凝凡属在少阴部位皆成泛滥之场,腹大脐肿腰痛,便闭阴汗,几几乎溃烂而无可收拾。彼夫阳不下交于阴而足冷,阴不上交于阳而面瘦,犹其余波焉尔。足阳明胃体阳而用阴,阳明停水,敦阜变为卑监,不下降而反上逆,呕吐不止矣。手阳明大肠为传道之官,水原不能停,其停焉者,必太阳不开,前阴之水,悉走后阴,而下利不休矣。三焦决渎之官,原非停水者也,但三焦属少阳,阳不能决渎,所谓咳噎而喘,呕渴而满,小便不利,大便作泻,诸水证蜂起矣。小肠者受盛之官,化物出焉,其停水谓之小肠气。膀胱者州都之官,津液藏焉,其停水谓之水疝。胆者中正之官,决断出焉,其停水谓之悬饮。夫脏为阴、腑为阳,阴阳原自异位,然湿为阴邪,其停入于脏者谓之阴中阴,停入于腑者谓之阴中阳,阴中阴谓之寒湿,阴中阳谓之热湿。既辨其虚实,复辨其寒热,而治法有不昭然若揭者乎？

湿证兼风说

湿藏于土中,风行于天上。两气之不合有如相反之冰炭,非如他气之可合,同而化也。然天地之间有湿之处,不必皆无风之时,况人之脏腑本有湿邪者,亦非皆不遇风者也,则湿证之兼风,断非余之臆说矣。但既为兼证,即当审其所兼之偏多偏少而治之,亦当审其所兼之偏表偏里而治之。湿多风少治以刚中兼柔,风多湿少治以柔中兼刚,风湿两停治以刚柔交济。邪伤于表者,从表以疏其邪,桂枝附子汤;邪伤于里者,从里以撤其邪,去桂加术汤;表里两伤者,合表里以驱其邪,甘草附子汤。然古人著书立说,亦只粗陈大略,非谓风湿证只有此数端,治风湿者只有此数法也。经有云:"风湿交争,风不胜湿。"夫风之能胜乎湿也,此理晓甚。经反云风不胜湿,盖谓风为阳,湿为阴。自古阴阳交战,往往阴盛而阳衰,以示人当扶阳而抑阴也。然余于此欲推广其说焉,湿盛时风固不胜夫湿,风盛时湿亦不胜乎风,风不胜湿之证所在多有,湿不胜风之证亦数见不鲜。如湿从寒化,风亦为冷风,头痛身痛吐利泄泻,此风之不胜乎湿者也。如湿从热化,风亦为温风,头眩身重瘛疭抽搐,此湿之不胜乎风者也。夫风湿两分,以交争而为病;风湿两合,以交济而为病。交争为病,无论风胜乎湿,湿胜乎风,皆足以制命;交济为病,无论风助乎湿,湿助乎风,皆足以戕生。所以然者,风邪善行而数变,湿邪善入而迷漫,风每中人于不及防,湿每中人于不及觉,刚柔柔恶虽不同,而其致人于死则一而已矣。

湿证兼寒说

湿为太阴湿土,寒为太阳寒水,一表一里,原分门而别类。湿为寒之质,寒为湿之气,有形无形,实异派而同宗。湿证兼寒,谓既有太阴湿土之湿证,又有太阳寒水之寒证也。但湿寒既蝉联而一气,其病证亦牟尼而一串。太阴里气太重,由湿而生寒者固多;太阳表气太重,由寒而壅湿者亦复不少。由湿生寒,譬如长江大海自是寒凉难耐;由寒壅湿,譬如天寒地冻必有湿质内容。故单言湿而寒在其中,单言寒而湿在其中,二者如表立而影随也。抑吾思湿者土也,土苴万物,亦贯四时,其证或内或外,莫可端倪。如头眩身重,恶寒不欲去被,太阳之寒湿也;膈满胸痞,能食细不能食粗,阳明之寒湿也;胸中痞鞕,胁下刺痛,少阳之寒湿也;腹满而吐食不下,时腹自痛,太阴之寒湿也;腹大脐肿,腰痛,阴下湿如牛鼻上汗,少阴之寒湿也;舌卷囊缩,少腹引阴痛,厥阴之寒湿也。随境变迁,俯拾即是。如曰湿证惟病太阴,寒证惟病太阳,是刻舟求剑之所为,非能神明于规矩之外者也。湿令旺在长夏,寒令旺在盛冬,按时定证,自是正法。然春月伤湿,夏月伤寒,往往较之正令而伤人尤多者。盖当其时而有其气,是伤于天地之常气,常则数见不鲜;非其时而有其气,乃伤于天地之异气,异则少见多怪。夫以不经见之证,在心境稍活者或能知所变通,心境稍滞者是直夏虫不可语于冰,井蛙不可语于海,其偾事也,必矣。余非敢好奇立异,南山有鸟而故北山张罗,但欲为读书死于句下者开一活法,不得不远比近譬,痛发源流,虽不必悉中肯綮,而未始非引人入胜之助矣。

湿证兼燥说

湿者沾濡之义也,燥者干枯之义也。既病沾濡似不能复病干枯,既病干枯似不能复病沾濡。然湿盛于夏之末,燥起于秋之初,夏末为阳之始衰,秋初为阴之方来。移宫换商,淆乱[1]百端,少阳相火、少阴君火、太阴湿土、阳明燥金、太阳寒水五气杂至,如游山阴道上,五光十色,灿呈当前,医者几无处着手,然亦无所难也。少阳相火、少阴君火,总之皆阳也;阳明燥金、太阳寒水,总之皆阴也。太阴湿土,中处于二者之间,只视其所从化者惟何,湿从阳化便为热湿,湿从阴化便为寒湿,如堪舆家之寻龙,能识得龙之起祖处,开帐过峡,皆了然矣。然五气之中,惟燥为难认,方中行谓燥无专气,犹之土寄王于四时。其说固非,喻嘉言作清燥救肺汤,指燥为火。吴鞠通著《温病条辨》,始以燥为火,继以燥为寒,其说模棱两可。余以为燥之病证虽难认,燥之景象则可观。夫大火一流,群芳皆淡;凉飙[2]陡起,万景皆消。潦水尽而寒潭清,烟光凝而暮山紫。天地之燥气如此,人之中乎燥气者,不从可知乎?

---

[1] 淆(xiáo)乱:杂乱;混乱。

[2] 飙(biāo):狂风,又泛指风。

然则湿之兼燥,亦湿从寒化之类也。但与太阳伤寒,微分轻重,用药勿如伤寒之峻,而即得矣,而何疑于众说之纷纷乎?

湿证兼暑说

湿证兼暑名曰暑湿。暑湿者,即世所谓暑温也。与风温、温热两证,微有分别。风温为厥阴肝木用事,温热为少阴君火用事,皆纯阳无阴,药宜用柔远刚。暑温则太阴湿土、少阳相火二者和合为病,阴中挟阳也。夫夏至以后,遇三庚日谓之三伏。人皆知三伏之日为阴气伏,而不知三伏之日为阳气伸。人即知三伏之日为阳气伸,而不知三伏之日为阴气宣。夫阳上阴下此理昭然,而顾谓阴气宣者,兑现而巽伏之义也。盖太阴湿土,其气虽藏地下,到得三阳开泰,地中阴气随阳气而尽宣于地上。阴宣于上,上面有阴;阴伏于下,下面有阴;上下皆阴,中间藏阳,故曰兑现而巽伏也。然虽曰有阴,亦为阳中之阴,阴之无阳不发,犹之水无火不宣也,水得火而愈宣,火亦得水而愈横。夫是以土润溽暑,大雨时行而暑湿成矣。人撄[1] 其气,头痛身痛,发热恶寒,谓之阴暑;身热口渴,汗出而喘,谓之阳暑;过时而病,谓之伏暑;积久不愈,谓之暑瘵[2];火盛生风,谓之暑痫。然亦略举其大概而已,若夫传表传里,伤荣伤卫,与夫挟虚挟

---

[1] 撄(yīng):接触,触犯。
[2] 瘵(zhài):病。

寒挟痰挟湿，则在临证者之随时变迁，而非余之所能逆料矣。

湿证兼温说

太阴湿土位居中州，譬如河图之数，五十居中，木火金水列在两旁，从右而旋为金为水而属阴，从左而旋为木为火而属阳。余以为河图如此，天之湿亦类然。夏秋湿盛之时，每随其人之阴阳而化病。其人素偏于阴，则湿从阴化，为金为水，而属寒湿；其人素偏于阳，则湿从阳化，为木为火，而属热湿。夫寒湿，余曾言之矣。热湿即暑温、湿温之义也。顾同一温也，而分暑温、湿温，其理甚微。热多湿少，先有热后有湿，湿从热而来，谓之暑温；湿多热少，先有湿后有热，热从湿而来，谓之湿温。暑温为阳中有阴，湿温为阴中有阳，阴阳两杂，药宜刚柔两停。然有权宜一法，欲奉商世之业斯道者。经有云："有其在本而求之于本，有其在标而求之于标，有其在本而求之于标，有其在标而求之于本。"可知从本从标亦视乎骊珠之所在而已。湿为热中之湿，偏去其热，即所以偏去其湿，譬之釜中之水太涨，由于釜底之炭太烈，撤其釜底之炭而其涨自平。热为湿中之热，偏去其湿，即所以偏去其热，譬之灯上之焰太横，由于灯内之油太足，倾其灯内之油而其焰自熄。然虽为法外之法，亦必有治人，方有治法。倘无治人而漫曰吾用法外之法也，吾恐胸中无竹，眼底有花，望风扑影，世之笑杨墨者转又笑子莫也。夫湿热之种类多端，而其传化又最奇。热多湿少，阳明病多，阳盛之至每由阳明而窜入三焦；湿多热少，太阴病多，阴盛之至则由太阴而传入少阴。邪阻脾窍，欲出话而不能，察其情状，宛似咽哑而痴聋；湿堆贲门，欲下咽而不得，究其末传，或如隔食而反胃。舌光如镜，料知胃津被劫；干呕而烦，定是胆火上冲。湿停胃口，后阴干枯，由后阴而走前阴，多成阴吹；水结关元，下窍阻塞，由下窍而走上窍，每作心悸。太阴传厥阴，上吐下泻或霍乱而转筋；阳明转少阳，身热口苦或呕吐为清水。热往寒来，邪踞膜原而不去；肚堕尻酸，湿扰肾液而难堪。湿流关节，臂痛、腰痛、膝胫痛，难舍舟车与神佑；水结皮肤，头肿、身肿、足胕[1]肿，必用无择之控涎。诸如此类，指不胜屈，学者每多望洋而叹。然能识得湿之真形状，任其东走西窜，总不出皮毛肌肉经络脏腑诸范围，在表则治其表，在里则治其里，即时日久长之痼疾，亦可随攻随破，又何论于目前之琐琐者乎？

湿证挟虚说

湿证挟虚，爰有二端，或以湿而致虚，或以虚而致湿。以湿致虚，胃中先有湿邪，以致饮食日减，形容枯槁，面目黧黑，肢体懈惰；以虚致湿，脾中先有虚邪，以致水谷不化，舌胎[2]滑白，胸膈痞闷，肚腹胀大。然二者虽皆为虚，皆虚中挟实而非纯然虚证也。其有一种虚证，烦劳伤中，中

---

[1] 胕：原作"腑"，据文义改。胕，通"跗"，脚背。

[2] 舌胎：即舌苔。

气下陷,虚阳外鼓,身热汗出,头痛耳聋,饮食减少,肢体懒惰,此纯然虚证,补中益气汤证也。又有一种虚证,身热汗出,头痛耳聋,饮食减少,肢体懒惰,兼见完谷不化,两便失调,此清阳不升,浊阴不降,虚中挟湿,调中益气汤证也。又有一种虚证,上证略具,但肢体沉重,大便滑泻,惨惨不乐,洒洒恶寒,此虚兼湿热,湿多热少,升阳益胃汤证也。又有一种虚证,上证略具,但身热面赤,口渴心烦,不能任劳,劳则益张,此虚兼湿热,热多湿少,补中升阳散火汤证也。夫以湿致虚,则湿为本而虚为标,本重标轻先理其本,标重本轻先理其标;以虚致湿,则虚为本而湿为标,本重标轻先理其本,标重本轻先理其标。两证皆挟虚,两证皆挟湿,湿郁必生热,始权宜于虚湿之重轻,继衡量于湿热之多寡,使轻重多寡如五雀六燕,铢两悉称,而治虚湿之能事毕矣。

湿证肝水说

经曰:"肝在天为玄,在人为道,在地为化,是化生五味,道生智、玄生神。"天地间始有人类矣。自人不能善承夫天,或太过而戕贼此肝,或不及而枯萎此肝,玄神无气,脾土无权,不能助胃行其津液,而向之所谓以风轮主持其大地者,遂一望而皆成水魔矣。风家末传,表已解,从胸腹至胁下痞满鞕痛,十枣汤之水也。暑家末传,无寒但潮热,或咳或不咳,胁下痛,香附旋覆花汤之水也。他如暴感寒湿,舌白不渴,当脐痛或胁下痛,椒桂汤之水也。脉弦紧,胁下偏痛发热,大黄附子汤之水也。或少腹或脐旁,下引睾丸,或掣胁下,掣腰,痛不可忍,天台乌药散之水也。夫以能运湿之脏,而反为湿所乘,在不知其源流者无论也。就令知其源流,或以肝之横而欲平肝,或以肝之萎而欲养肝,以为人皆探骊我独得珠也。岂知魔神不去,玄神无权,邪气不净,正气不荣,有其在本而求之于本,不如有其在标而求之于标之为得也。治此证者,审其表证已罢,俾邪从里作解,虽曰肝无出路,用晋人取虞之计,假道于膀胱,借径于肠胃,斟酌于寒下热下二法斯得矣。

湿证心水说

磅礴于地上者为水,包裹于地中者为土,水渗入于土中者为湿,是水为湿之前身,而土乃湿之原身也。心主南方离火,肾主北方坎水,水火互根,坎离交媾,二气相辅而行,以周流于五脏六腑十二经之间。固未尝见其为火,亦何尝见其为水也?奈雨露川泽湿气浸淫于外,饮食炙煿[1]湿物戕贼于中,兼之三焦不决渎,四渎不畅流,以致中州一处,洪水滔天。而心火位乎其上者,遂不能有倚泰山坐平原之势矣。火为水动必怔忡,火为水冲必惊悸,火为水逼必烦躁,医者见其有火而用清凉,认其为虚而用补益,遂使湿愈停而愈固,热愈结而愈张,咽喉干痛,舌光如镜,口唇生疮,种种热证,迭起环生而不可收拾。然虽曰有火,其火从阴分而来,倘认为阳火而用冬地等药,不惟其

---

[1] 煿:原作"膊",据文义改。

证不解，而反益寇兵而齐盗粮也。当此万难措手之时，甚勿人云亦云，坐误事机，惟询知其脉证，是从太阴而来即用渗湿和里汤重加枳实槟榔，不过一剂，而怔忡惊悸诸证即应手而解。

湿证脾水说

湿证脾水，有湿证初赴，因循失治而结成脾水者，有脾阳微弱，不能为胃行其津液而致脾证蜂起者，然来龙虽不同，而其结穴则一也。水入土中乃名曰湿，水不啻其莲花之前身，少阳相火附湿而动；火不啻其护法之善神，三者和合牟尼而一串，相与蒸腾津液，熏肤充身泽毛如雾露之溉，五脏六腑十二经乃各有所取携，以焕其光华。三者失和始焉相战，继焉相胜，终焉相离。水归水宅，自得其莲花之前身；火归火家，不为其护法之善神。此即河图五十居中，从阴而化便为金为水，从阳而化便为风为火也。脾主四肢，腹干乃其部也，湿之初来，四肢时觉困倦，胸腹不甚畅快，积久不治，舌胎生白，饮食无味，身体寒热，头目眩运，盖湿之质虽在土中，而其气弥漫于天下，故见之上下三焦皆有其形状而昭昭不可掩也。且太阴为阴中至阴，沉寒宿冷层层包裹，譬之六画皆坤，十月无阳，虽有火证，不过少阳之傀儡。医者但见其五光十色，照耀当前，遂抬西江之水泼去其傀儡，夫泼去之诚是也，但傀儡虽除，主傀儡者仍在里藏，吾恐一傀儡去众傀儡来，有终旬累月不能竟其端绪者矣，此证即予以渗湿通和汤，证必锐减。倘表证悉罢，胸膈仍不开通,即有舌口生疮诸热证,万勿犹豫,再予以渗湿解结汤,证必悉除。然阴阳之理,互相乘除,万一湿结大去,燥结独存,不得不参用硝黄;万一服阳药太多,阴气大虚,不得不用冬地。书不尽言,言不尽意,惟在人之善权而已矣。

湿证肺水说

肺为华盖,高高在上,通行荣卫阴阳,譬之苍苍者天,覆冒乎全球也。肺家停水,即肺家停湿,湿之前身为水,湿之原身为土,肺气既不行,太阳寒水、太阴湿土皆自下逆上,横乱其空气。故无论为表湿里湿,但见其舌白不渴,即知其是肺水之专证。若兼头目眩运,身体寒热,胸膈痞闷,饮食减少,即知其是寒水湿土之兼证也。然湿也水也土也,皆阴邪也,其或本经病盛,舌胎滑厚,则是阳气不令,空中生云,宜渗湿汤加入姜附以招其阳。其或寒水病盛,毫毛笔直,身如水冰,则是表阳大衰,宜渗湿汤加桂枝防己附子以胜其湿。其或湿土病盛,汤水不进,懊憹欲吐,则是里阳太衰,宜渗湿汤加姜附以补其火而下其水。然谓之曰肺水,专就水之结于肺者言之也,无论上证悉具,明是一派阴霾气象,固宜单刀直入,就令舌胎变黄,心烦无耐,热证种种可据,惟询知其病之初起,是从舌白不渴迤逦而来,便知外面之火的是阴火,即用射人先射马,解结汤之法,庶可回生于万一,非然者,死生之际,矫语谨慎,一味因循,吾未见其能有济者也。

湿证肾水说

中上焦停湿人所易知,下焦停湿人所难料。湿者水也,水性多下。水在上焦因循不治,必渐及于中焦;水在中焦因循不治,必渐及于下焦。下焦即肾也,肾者水脏也,以水附水似不虑其冰炭之相反矣。不知自水之运行言之,肾水升为肺水,肺水降为肾水,宛转相生谓之物还旧主。自水之作沴言之,中上焦所来之水,乃川泽纳污之贼水,而非与生俱来之元水也。然水而谓之曰元者,盖以水之脏为肾,肾之象为坎,坎虽全卦皆坤,其中内容即索于乾之一阳也,真阳在中,颠扑不破,不独本经之水赖以捱持,即诸经气之浑灏流转,皆能涵元化以自如。然水为元水,固能遍满乎乾坤;水为贼水,亦足以蔽塞乎关窍。关窍闭塞,阴阳不通,或脐肿或腰痛或少腹冤痛,躁烦欲死,关元上下悉为贼踞之场,治此证者宜煦其一点先天,用渗湿和里汤加附子肉桂以壮其阳,证必锐减,万一邪气不服,少腹仍复冤痛,即用渗湿解结汤峻逐其饮,此所谓下焦之水宜温,温之不愈即可下也。

脾土通于造化说

河图原数,土居中方。伏羲画卦,列之北方。文王改先天卦位,进之于西南方,此皆天开地辟,自然法象,非圣人随意颠倒之也。鸿荒肇造以前,浑浑沦沦,万感俱寂,东西南朔,朕兆莫窥,列之中方,示万物之有太极也。迨两仪既判,天居乎上而为太阳,地居乎下而为太阴。伏羲画卦列之阴方,以示女之正位乎内也。然丹天火气下临戊癸二方,戊申皆火家,未土居中,癸寅皆火宅,丑土居中,是土虽为阴而中藏有阳。文王改先天卦位,列之半阴半阳,以示宇宙间有阴阳之升降也。人有五脏,惟脾居中,肺心肝肾列在四旁,亦如河图原数,五十居中,一三七九,二四六八,皆其群星也。全卦皆坤,十月无阳,足少阴肾作其前身,亦如伏羲画卦,列之坎方也。少阳相火上下游移,作其护法善神,或由湿而生热,或由热而生湿,湿热交争,阴阳互拒,亦如文王改先天卦位,列之半阴半阳,宇宙间有阴阳之升降也。医者能心通造化,识得脾土原本之原本,则自晓治法矣。

以阴补阳以阳补阴说

阳虚者补其阳,阴虚者补其阴,固也。然阳之太虚者补其阳,不啻戕其阳;阴之太虚者补其阴,不啻绝其阴。盖阳气将散,非阳之自散,阴不为之恋也;阴气将竭,非阴之自竭,阳不为之承也。故以阳补阳,不若从阴分敛及其阳之为愈也;以阴补阴,不若从阳分顾及其阴之为妙也。以阴补阳莫如生脉散,以阳补阴莫如圣愈汤。

以泻作补以补作泻说

实者泻之,虚者补之,常也。然有病证本实,愈泻愈觉其实;病证本虚,愈补愈增其虚。此非实之不当泻也,实在阳而泻其阴,实在阴而泻其阳,泻之不得其道也。亦非虚之不当补也,虚在火而补其水,虚在水而补其火,补之不得其方也。其或泻得其道补得其方，病仍不解者，必其只知补之为补，不知泻之亦为补；泻之为泻，不知补之亦为泻。以泻作补如水泄证而用腹皮二丑，以补作泻如虚满证而用党参口芪。

以热治热以寒治寒说

治热不远寒，治寒不远热，经有明训矣。乃以寒治热而卒莫解其热，以热治寒而卒莫解其寒，非热之不当寒，寒之不当热也。热为假热故凉药不应，寒为假寒故热药不应。惟以热治热，以寒治寒，而其证罢矣。以热治热，如舌疮胸痞湿郁成热而用姜附。以寒治寒，如阳明内结四肢厥冷而用白虎。

《湿证发微》上卷终

《湿证发微》下卷

获嘉陈其昌兆隆著　同里贾道中达五校阅

首条

太阴之为病，头眩，或不眩但痛，舌胎白滑，胸膈痞闷，身上寒热，肢体懒惰，渴不欲饮，便微变黄，脉来或细或缓或弦，不甚浮者，渗湿和里汤主之。

太阴属脾，湿土之脏也，或为表湿，或为里湿，或表里合湿，湿气上淫，头便为之眩，甚则痛。考《内经》五脏惟肺有舌胎，肺为天气，脾为地气，地气入天，如空中生云，故胎为之白。胸膈为太阳之里，太阴之表，胸中阳虚不能运湿，故胸膈痞闷，饮食减少也。湿伤荣卫，荣卫不和，身上必发寒热；湿流经络，经络停水，四肢必发困倦。湿郁生热，热伤胃津必作渴，然热从湿来，故渴而不欲饮也；湿中藏热，气热水亦热，故小水变黄也。太阴在里，脉必不浮，或缓或细，湿之正脉也。若见弦脉，则土中藏木矣。无论春夏秋冬见有此等脉证，即以太阴之法治之，便随手奏效。甚勿执春温夏热秋燥冬寒之说，守株以待也。以上八证皆太阴始伤之正病，以后凡称太阴证湿证皆指此脉证而言也，其或里虚邪陷变生他证，具详其法如左。

渗湿和里汤方

苍术五钱　茯苓五钱　川朴二钱　半夏三钱　枳实三钱

槟榔二钱　滑石五钱　通草一钱　生姜三钱

六气为病，皆属实邪。湿性沾腻则实而又实也，选用药品不可涉于呆滞。苍术味辛性温，走足太阴脾，辛则能散，温则能和，故能升发胃中阳气，止吐泄、逐痰水，又能发汗解肌总解六郁；茯苓味淡性温，走足阳明胃，淡主渗利，温则伐水邪而不伤阳，色白则兼走手太阴肺，助肺气下降，使三焦水气下走膀胱；川朴辛温苦降，走足太阴阳明，辛温故能除湿满，苦降故能泄实满；半夏味辛性温，亦走足太阴阳明，辛故能发表开郁、下逆气，温故能除湿化痰、利水道；枳实苦酸微寒，有推墙倒壁之力，故能大放幽门，使闷胀消，痛刺息，后重除；槟榔苦温破滞，辛温散邪，泄胸中至高之气，使之下行，故能攻坚去胀，消食行痰；滑石滑淡甘寒，走足太阳，滑利窍，淡渗湿，甘益气，寒泄热，故能开腠理而发表，走膀胱而行水；通草气寒味淡，气寒则降，故能入肺经而引热下行，味淡则升，故入胃经而通气上达。脾胃两居中州，中州停湿，譬如万物正行湿令，非雷以动之，风以散之，日以暄之。品汇何以咸章乎？诸药皆温，即日以暄之也；诸味皆辛，即风以散之也；诸品皆降，即雷以动之也。其或表重于里，则以本方加桂枝、防己；里重于表，则以本方加二丑、平饮[1]，随证消息可矣。再此方之妙，全在枳实一味，以坤轮不转，非此物不能拨动之也；妙中之妙则又在滑石、通草二味，以二味能决三焦之渎，使经络水气皆从小便而去也。要而言之，苍

79

---

[1] 平饮：即平饮丹。具体组成见后文"四条"下。

术、茯苓能开鬼门，川朴、半夏能开贲门，枳实、槟榔能开幽门，滑石、通草能开水门，四门洞开，驱贼四出，又何湿魔之足患乎？再挽回造化，全赖枳实，多则五六钱，次则三四钱，再次则一二钱，其或枳实不能治之，则加二丑，二丑不能治之，则加平饮。然治外感如将须大振精神，一战胜齐，若一味逗留，反误军机，再此证治验，每年不下数百不必觊缕¹也。

二条

　太阴证，人事恹恹²，心中懊恢，发汗不解者，湿证谛，渗湿和里汤主之。

　人事恹恹，即肢体困倦之义也。心中懊恢，即胸膈痞闷之义也。医者见其头目眩运，类于太阳中风，身体寒热，类于太阳伤寒，大发其汗，遂致阳气愈虚，阴气愈凝，虽汗出溱溱，病不少减。且若日加进者，此病药不投，故使不解也。惟察其脉不甚浮，兼见舌胎滑白、渴不欲饮等证，便知是太阴停湿，非太阳中风伤寒也，可以渗湿和里汤主之。余阅历多年，凡春夏秋冬遇有此等病状，医者率张冠李戴，及服药不效，复为东涂西抹，小病遂变为大病矣，时医杀人往往类此。

---

¹ 觊（luó）缕：详细叙述。

² 恹恹（yān）：形容患病而精神疲乏。

三条

太阴病,气上冲胸,咽喉不得息,服舒气药不效者,湿证谛,渗湿和里汤主之。

人之一身,心火在上,肾水在下,原互为根也。中焦湿魔盘据,心气不得下降,反挟水气上炎,故气上冲胸也。气满填膺,咽喉一线之地碍于升降,故咽喉不得息也。医者认为厥阴肝气,用青皮、木香等药大破其气,以为得高者平之之义也。岂知气属阳,水属阴,阳愈破而愈虚,阴愈结而愈实,故使不解也。治此证者须审其脉来不浮,兼有舌胎滑白、头目眩晕等证,便知是太阴水气,非厥阴肝气也,亦宜前汤。

四条

太阴病,脉弦数,胸痞不饥,嗢嗢欲吐,舌口生疮,清解不愈者,湿证谛,渗湿解结汤再加姜附主之。

脉弦而数,饮数也;胸痞不饥,土为水围,坤轮不转也;嗢嗢欲吐,湿郁生热,火势挟水势而欲张也;舌口生疮,口为脾之窍,舌为心之苗,心脾有水热,舌口亦欲腐烂也。医者认为火邪主以清降,遂致痞气愈增,汤水不进矣。岂知太阴发火,原属湿火,当此万难之际不必泼其少阴之火,惟当倾其太阴之水,能倾去太阴之水,少阴之火自退矣,宜渗湿解结汤再加姜附主之。有贾学生者,年十八患湿,医始主以表散,继主以清润,不惟热不见减,痞且旋增,汤水不下。余询其来因,乃知此证从太阴而来,虽有热证皆水热也。乃出此方一剂而轻，又予以渗湿和里汤瘥。宋姓老翁患湿，本系冬伤于寒之温，医以冬不藏精之温治之，乱投清凉，遂致膈满胸痞，汤水不下，火被水克，心时觉烦杂无奈，余察其舌胎滑腻，脉来不浮，虽有诸热证，知其皆水热也，亦主以此汤而减，又调理两剂而愈矣。再此证服汤痞开，稍能进食，腹但有响声不下利者，再剂可稍加大黄微利之。

渗湿解结汤加姜附方

苍术五钱　茯苓五钱　川朴二钱　半夏五钱[1]　枳实三钱　槟榔二钱　滑石五钱　通草一钱　附子　干姜[2]　生姜[3]　二丑三钱　平饮或五丸或十丸不等　不利者，再加川军少许。

平饮丹方

制甘遂五钱　大戟五钱　白芥子五钱　硇砂少许　冬虫草少许

神曲糊为丸如梧子大，强人服十丸，次则六七丸，再次则二三丸，治留饮为患，非留饮者万不敢用之，切记。

渗湿和里汤，加二丑、平饮，便为解结汤。解结者解湿邪之在里，牢坚不软动者也。二丑性急似火，最善逐

---

[1] 半夏五钱：后文指出"渗湿和里汤，加二丑、平饮，便为解结汤"，查"首条"渗湿和里汤组成，为"半夏三钱"。

[2] 附子　干姜：依据后文"十六条"，附子、干姜各二钱。

[3] 生姜：后文指出"渗湿和里汤，加二丑、平饮，便为解结汤"，查"首条"渗湿和里汤组成，为"生姜三钱"。

水；平饮主十二种水，能倾水之巢穴。加姜附者，以平饮丹中有甘遂，其气最寒，欲以承制其寒，且以水为阴邪，取热则行之义也。服汤后微烦勿怪，胸膈间微觉气欲下行便是吉兆，病必大除。然药性慓悍，可一不可再，其或未能透达，亦必审其人元气不甚虚，方可再用。若汗出作喘，有虚形者，万万不可再用。须俟元气复，再作定夺。再此方不专治新病也，凡经络脏腑，停有饮邪，以致头痛、项痛、肩痛、臂痛、胸痛、胁痛、腰痛、胯痛、脊痛、髀痛、腿痛、足痛终旬累月，或四五年不愈者，皆可以治之。真救世仙丹也。然亦必审其邪气，千准万准是从湿所化，方可一战成功。再留饮为患，无论日间作热，夜间作热，服诸药不效者，以此药攻之立解。再凡病至其年月日时复发者，亦多留饮为患，亦可以此法消息治之。

　　渗湿和里汤本为温散太阴，若脉浮、舌不白、胸不痞、即有诸证，恐从太阳中风伤寒而来，当须识此，勿令误也。

　　舌白胸痞，太阴停湿之确据。不白不痞，其非太阴证明甚。况脉又见浮乎？是当从太阳中风伤寒讨生活，勿谬执乎此也。

五条[1]

　　太阴证，头痛，渗湿和里汤主之；头痛身痛，发热恶寒，无里证者，渗湿和表汤主之；首如裹、目如蒙、舌胎微

---

[1] 五条：原无。原书仅有"首条""二条""三条""四条"4个条文标题，本次整理时，依据前文标题体例补加。下同，不再出注。

白、饮食未甚衰者,渗湿和上汤主之;发热恶寒,足胫肿热而痛者,渗湿和下汤主之。

太阴证毕具,头痛特甚者,是地气入天,病在里也,故主以和里汤;头痛身痛,发热恶寒,无里证者,是湿在表也,故主以和表汤;头目眩运,舌胎白滑,饮食未甚衰,是湿伤于上也,故主以和上汤;发热恶寒,足胫肿痛,是湿伤于下也,故主以和下汤。

渗湿和表汤方

苍术五钱　茯苓五钱　桂枝三钱　防己五钱　滑石五钱　通草一钱　生姜三钱

渗湿和上汤方

苍术五钱　茯苓五钱　生薏仁五钱　叩仁[1]二钱　杏仁三钱　滑石五钱　通草一钱　生姜三钱

头目眩运,舌胎白滑,皆肺不化气也。饮食不甚衰,则脾犹能散津也。故惟以术苓扶土生金,其余诸药皆清降肺气药,盖肺主气,气化则湿亦化矣。

渗湿和下汤方

苍术五钱　茯苓五钱　川朴二钱　半夏三钱　枳实五钱　槟榔四钱　滑石五钱　通草一钱　防己五钱　萆薢三钱　二丑五钱　川军三钱

寒热肿痛,湿热结于下焦也。故峻用通利之药,使邪气从两便而去。若不肿不热,惟疼痛难耐,则湿寒也,宜渗湿扶阳汤。

---

[1] 叩仁:白豆蔻的别名。

六条

太阴证,憎寒壮热,骨骱烦痛,食物欲呕,汤水难下者,渗湿通和汤主之。

寒热痛烦,表湿盛也;膈满呕吐,里湿盛也;表里合湿,故合表里而双解之。

渗湿通和汤方

苍术五钱　茯苓五钱　川朴二钱　半夏五钱　枳实五钱　槟榔三钱　滑石五钱　通草一钱　防己五钱　桂枝三钱　生姜三钱

七条

太阴证,头痛身痛,恶寒无汗,太阴兼太阳也,渗湿和里汤加麻桂防己主之。

太阴湿气上淫,谓之太阴头痛;太阳寒邪外束,谓之太阳头痛。湿证头痛而兼太阳,其必内有太阴湿证,而兼见恶寒无汗、身体痛疼之寒证也。有太阴停湿,痞满呕吐,而适感寒气者;有先受外寒,寒邪太重,由寒壅湿而与太阴同病者。似此两太同病,不开其表,在外之寒邪必不散,不和其里,在内之湿邪必不退,惟用渗湿和里汤加麻桂防己,外发内利可也。

渗湿和里汤加麻桂防己方。即和里汤加麻黄三钱、桂枝三钱、防己五钱也。

八条

太阴头痛，目赤面红，身热汗出，渴欲饮水，太阴兼阳明也，渗湿和里汤加大黄主之。

湿证头痛而兼阳明，是太阴与阳明合病也。夫太阴湿邪也，阳明燥邪也，燥湿交加浊乱中州，循经上烘，头为之痛，必兼见目赤面红、身热汗出、渴欲饮水、脉来洪大，方为阳明的证。然觞之初滥来自太阴，是太阴素有湿邪，因循失治，以致转属阳明。或医者晓得以阳换阴之法，宣之泄之，由太阴而驱之于阳明也。夫既归阳明，审其湿邪已衰，燥结方盛，胎黄起刺，肚腹痛胀，承气汤下之可也。若湿燥两盛，仍宜刚柔并用，可以和里汤加大黄和之。

治验：族叔母韩，年八旬患湿，医治不如法，遂致湿从水化，水气上凌，心便为之烦杂无奈，每发烦时，辄以饮食压之。然食愈多而水愈停，水愈停而烦愈增，遂无时不烦矣。医者以其丧子伤肝，大平其肝气不效，又以老年虚满，以参茸大补其元气亦不效。其孙强延余视之，余审其人脉象滑大，舌胎滑润，颇能进食，发烦多在午前。余曰：此阴分中有水，阳分中有火也。其孙曰：何以见之？余曰：脉象滑大，舌胎滑润，定是太阴有水。颇能进食，发烦多在阳分，定是阳明有火，但水重火轻，宜先平水而后平火。其孙曰：医多以为不救，若能有救，余家万福。余曰请试之，遂与以渗湿扶阳数剂，水气顿减，但燥热不下又与以理阴一剂，而诸证皆罢矣。再阴阳迭战，原难两胜，阴胜阳则阳并于阴，阳胜阴则阴并于阳。余案临斯证,方知阴阳之多变也。太阴停水,原属阴水,既见太阴水证,万不能再见阳明火证。乃太阴之水既上攻,阳明之火复暴发,两两相持,宛如鹬蚌,竟使医者既驱夫鹬,复驱夫蚌,此诚奇外之奇,而亦法外之法也,故略志之。再此与太阴发火证不同,太阴发火皆是虚火,此则阳明自有其火,故主治略异。须知。

九条

太阴证,头痛,口苦耳聋,咽干目眩,太阴兼少阳也,渗湿散火汤主之。

太阴湿土也,少阳相火也。湿证头痛而兼少阳,是由太阴而转属于少阳也。太阴证不解,邪从阳化,湿热升腾,头为之眩晕、痛疼,必兼见耳聋、口苦、咽干目眩等证。然虽曰少阳,其原从太阴而来,自不得用柴胡黄芩等汤,惟用渗湿和里汤少加芩连以泼其火可也。

渗湿和里汤加芩连方。 即和里汤加黄芩三钱、黄连二钱,所谓散火汤也。

十条

太阴证,头痛腹亦痛,太阴表里兼病也,渗湿和里汤倍枳实、再加草果主之。

太阴证毕具,头痛腹亦痛,则不惟经络受邪,脏腑亦受邪矣。经曰:"痛则不通。"故倍用枳实以通之。寒邪内贼太阴,故加草果以劫制其寒。此两解太阴表里之法也。

渗湿和里汤倍枳实加草果方。 即和里汤倍枳实二钱、加草果二钱也。

十一条

太阴证,头痛自利,恶寒身倦,太阴兼少阴也,渗湿和里汤去枳实槟榔加姜附主之,附子汤亦主之。

水入土中,谓之曰湿。太阴之湿,即少阴之水也。湿证头痛而兼少阴,是由太阴而传入少阴也。始病太阴,太阴太虚,邪从寒化,必自利恶寒身倦,沍寒之气上逆于头,则头痛如破。其太阴证未罢者,宜脾肾双温,故主以和里汤去槟枳加姜附。已罢者,只宜温肾,故主以附子汤。

渗湿和里汤去槟枳加姜附方。即和里汤去槟枳,加附子三钱、干姜三钱也。

附子汤方。见《伤寒论》。

十二条

太阴证,头痛、口吐涎沫、四肢厥冷,太阴兼厥阴也,渗湿和里汤去枳实槟榔加附子故纸[1]吴萸主之。

厥阴头痛,血火上冲者居多,必兼血热烦躁等证。湿证而兼厥阴,则非血火上冲,仍是湿寒之气上逆也。太阴证久不罢,进入厥阴,脉细肢厥,口吐涎沫,寒气循经上行,头必为之不快,宜太阴厥阴两温之。故主和里汤去槟枳加附子故纸吴萸也。以上六条即伤寒六经之治法,太阴所兼六经病证不止此数条,不过借此示人门径耳。

---

[1] 故纸:即补骨脂。

须知。

渗湿和里汤去枳实槟榔加附子故纸吴萸方。 即和里汤去槟枳,加附子三钱、故纸三钱、吴萸三钱也。

十三条

太阴证,邪从阳化,舌白变黄,渴欲饮水,小水浑赤,大便不利者,渗湿和里汤加大黄主之。或昼或夜壮热难堪者,渗湿解结汤加大黄主之。谵语脉实大者,大承气汤主之。

邪从阳化,其人素偏于阳也。舌白变黄,渴欲饮水,由太阴而趋于阳明也。小水浑赤,大便不利,中州湿热下走膀胱大肠也,故以和里汤加大黄,驱邪从两便而去。昼而壮热,邪结阳分也;夜而壮热,邪结阴分也。结在一处,牢坚不欲软动,非上药所能胜任,故以解结汤加大黄破逐之。谵语脉实大,太阴证罢,全归阳明,谓之正阳阳明,故主之以承气汤,再此一条太阴与阳明合病也。

渗湿和里汤加大黄方。 即和里汤加大黄三钱也。

渗湿解结汤加大黄方。 即解结汤加大黄三钱也。

承气汤方。 见《伤寒论》。

十四条

太阴证,邪从阳化,身热耳聋口苦,渗湿散火汤主之;木火上逆,咳吐清水者,黄连温胆汤加青黛主之;胃津被劫,胆火上冲,舌光如镜,干呕不止者,温胆汤加生地汁主之。

身热口苦耳聋,湿郁生火,少阳之火与之合化也,故主散火汤以散其火;木火上逆,咳吐清[1]水,胃胆两热也,故主温胆加青黛两清之;舌光如镜,干呕不止,胃液竭而胆火攻也,故以温胆加生地,补液而泄火。再此一条,太阴与少阳合病也。

渗湿散火汤方。见前。

黄连温胆汤加青黛方

陈皮三钱　半夏三钱　　茯苓五钱　　甘草二钱　　竹茹三钱　枳实三钱　黄连二钱　青黛三钱

温胆汤加生地汁方。即温胆汤加生地汁五钱也。

十五条

太阴证,邪从阳化,舌灰滑胸痞,烦杂无耐,干呕者,渗湿解结汤倍枳实二丑主之;呃逆者,渗湿解结汤加大黄主之;口难言,神欲昏,欲作痉厥者,渗湿解结汤加姜附大黄主之。

舌胎灰滑,胸膈痞,中州藏垢纳污也;烦杂无耐,水气上凌于心,心为之撩乱也;干呕者,水热闭塞下焦,地道不通,厥阴之气上逆也。似此水热两盛,故以解结汤倍枳实二丑大下其水热。呃逆者,肝主疏泄,水来灭木,木气不得条达,故自下逆上,作格儿之声也,解结汤加大黄,饮热并攻也。湿热之邪,缠护牙关,口必难言;湿热之邪,闭住心包,神必似昏。口难言作痉之渐也,神似昏作厥之渐

---

[1] 清:原作"青",据"十四条"条文改。

也，当此云蒸霞蔚，清解恐不济事，主解结汤加大黄[1]，所谓以露炸炭也。再此一条太阴与厥阴合病也。邪结心包，与温热之邪结心包，天悬地隔。彼为阳温，故清宫等剂治从辛凉。此为阴温，故渗湿诸汤治从辛热，虽加用大黄，只取其助诸药下行，意则不在于大黄也。然诸方中皆有平饮丹，此丹起死回生，奏效如神，但气味猛悍，取用万难卤莽，须大振精神，审其气之盛衰，脉之实虚，身之肥瘦，病之新久，或八九丸或五六丸或二三丸，多多少少如五雀六燕，铢两悉称，乃能一战成功。非然者，吾恐虎狼入室，将择人而噬也。服汤后微烦勿怪，移时胸膈间微觉气欲下行，病必大除。但可一不可再，万一未甚透达，须再用者，可从减用之。再此条开言舌灰胸痞，便是一派天地不通闭塞成冬气象，虽有浮热皆水热也，故用平饮丹直倾其巢穴，若舌不灰、胸不痞，虽有干呕呃逆昏迷等证，恐为温热证邪结心包，或为少阴不固，元气上脱，勿得谬执乎此也。再邪在厥阴，阴阳最是难辨。余虽以舌不白、胸不痞，定为非太阴本证，然以余生平治验亦有不白不痞竟为太阴证者，此必是太阴末传，上焦水气全停入下焦，下焦饮热上攻，亦能令人发痉发厥，但其痉厥，口犹能言，身犹能动，神识未甚昏迷，终不若温热证之痉厥，口不能言，身不能动，神昏不识人也。为水为火，亦可从此处微识之。李氏老妪，春患湿，医以阳温治之，发表攻里，皆不效。延余视之，余审其人，舌不白，胸不痞，壮热时汗，烦杂无耐，

---

[1] 大黄：据"十五条"条文，当为"姜附大黄"。

汤水难进。余方寻思其故，其家人曰，初病时有舌胎，今舌胎退矣。余乃悟，其本为湿邪，缘治违其法，遂致表湿传里，里湿上攻，故使壮热有汗，烦杂无耐，汤水难进也，主以解结汤有效，但未甚透达，又主以解结汤去平饮加大黄，遂下利而愈。有王姓者，家殷富，素有湿邪，复感时气，医者乱治十余日，遂危。其内兄与余有旧，邀余视之，甫入门，即见其家备衣衾[1]。审其证，脉象纤细而数，舌右边有黄胎如梅子大，耳聋音哑，壮热时汗，呼之若知若不知，阅其前方清下不等，余想若是阳温，脉必洪数，服清下药必轻，今竟不然，必是热证挟饮，饮热上攻，故致有诸证也。但前医三位现在客房，余即对前医，开小陷胸加川朴枳实方，前医掩口笑，余佯不知，促服之。自午至未，似有起色，日晡便心清能言，但表热不净，遂又与以清解而愈。此两案，皆舌不白、胸不痞，而为太阴者。余举之以示病之有变也。或有问于余曰，太阴末传汤水不进何也？余曰：坤轮不转也。或曰：坤轮何故不转？余曰：中州停水，水深灭木，土无玄神，故使不转也。或曰：胸腹气阻未能畅达，人皆以为土中藏木，今乃以为无木何耶？余曰：土中藏木，正是土中无木；土中无木，乃为土中有木。或曰：未得其解。余曰：玄神司权，有木正是无木；魔神司权，无木乃因有木。质而言之，总是胸腹中能容玄神之活木，不能容魔神之死木也。吾故曰魔神去，斯玄神来；玄神来，斯坤轮转。坤轮转，无论水邪火邪，皆风流云散矣。但病

---

[1] 衾（qīn）：尸体入殓时盖尸体的东西。

到此时,万死一生,须想入非非,察诸冥冥,千准万准,方可下手,勿孟浪也。再坤轮一转,必能进食,倘仍不能食,勿怪也。须俟一二日,正气平复,即能进食矣。再以上千言万语都是要人谨慎,然太谨慎亦误性命,欲使谨慎家不一于谨慎,不谨慎家反愈于谨慎,则惟在读书。

渗湿解结汤倍枳实二丑方。即枳实再加二钱、二丑再加三钱也。

渗湿解结汤加大黄方。即外加大黄三钱也。

渗湿解结汤加姜附大黄方。即外加姜附各三钱、大黄三钱也。

十六条

太阴证,邪从阴化,舌胎白滑,不饥不食不便,气机不灵,牙关不利,舌蹇语重者,渗湿和里汤加二丑主之。或诸证未罢,或诸证已罢,胃脘痛,痛极而吐,所吐尽是清水者,解结汤加附子干姜主之。舌白而腐,秽湿结里,肛坠尻酸者,渗湿和里汤去滑石通草加干姜附子主之。

邪从阴化,其人素偏于阴也;舌胎白滑,中有秽湿也;不饥不食不便,气机不灵,坤轮不转也;牙关不利,舌蹇语重,口为脾窍,湿邪阻塞脾窍,故使难语言也。一泒皆是浊湿气象,故以和里汤逐去其浊湿,加二丑者畅其流也。诸证未罢,为时邪之胃痛;诸证已罢,为留饮之胃痛。然无论未罢已罢,均为饮结在中,故用解结汤加姜附峻逐其饮。肛门坠酸,寒虚者,宜人参、鹿茸,热湿宜黄连、槟榔,此为寒湿,故以和里汤去滑通加姜附温散之。九窍不和,皆属胃病,此一条言脾病胃亦病,妻累及夫[1]也。

渗湿和里汤加二丑方。 即和里方加二丑三钱也[2]。

渗湿解结汤加姜附方。 即解结方加姜、附各二钱也[3]。

渗湿和里汤去滑通加姜附方。 即和里汤去滑、通,加姜、附各二钱也[4]。

十七条

太阴证,邪从阴化,中上焦证已罢,少腹痛烦欲死,服温散药不效者,渗湿解结汤加姜附主之。腿痛或夜间壮热者,渗湿解结汤加姜附大黄主之。腿不痛但痿软不能立者,渗湿解结汤加姜附主之。

中上焦证已罢,少腹痛烦欲死,少阴证也,何以犹冠以太阴证耶。以此少阴证是从太阴而来也。太阴停水,治违其法,以致传入少阴。少阴停水宜温其水,服温水药不愈,必是结水也,故以解结汤加姜附,峻逐其水。腿痛入夜壮热,亦以其从太阴而来,定知其是水结下焦,故亦以解结汤下其水,加大黄者以其挟热也。不痛但软,亦以

---

[1] 夫:原作"妇",据三十七条"太阴证,妻累及夫,脾寒胃亦寒"改。

[2] 渗湿和里汤加二丑方。即和里方加二丑三钱也:原在"十八条"下,本次整理时移此。

[3] 渗湿解结汤加姜附方。即解结加姜、附各二钱也:原在"十八条"下,本次整理时移此。

[4] 渗湿和里汤去滑通加姜附方。即和里汤去滑、通,加姜、附各二钱也:原在"十八条"下,本次整理时移此。

其从太阴传入少阴也。不加大黄者虚中挟寒也。上条太阴与阳明合病,此条是太阴与少阴合病,所谓土反其宅也。有宋姓者,因湿病疟,强截止之,遂致湿邪入里,少腹痛烦欲死,医治以桂楠[1]烟泡亦能稍止须臾,但日日服之,热日增而痛不减,邀余视之。余询得其是从湿疟而来,定知其是水结关元,遂主以解结汤加姜附有效,又调理两剂而愈矣。牛姓小儿年十三,春患阴温,医以阳温治之,平其热而留其湿,连绵至于八月,饮食日减,身热腹痛,余知其为太阴停水也,与以解结汤而痛顿减;小儿惮于用药,腹不痛而腿痛,入夜潮热,余知其水邪由太阴而传入少阴也,与以解结汤加姜附而诸证皆罢矣。张姓小儿年十六,患温,医疗已月余矣,乃忽然腿足痿软,不能起立,如中风然。余察其人,里面不衰饮食,表面不作寒热,惟舌胎微滑,尺脉微沉逆,知其湿从寒化,为土反其宅也,遂主以渗湿解结汤加姜附而愈。

渗湿解结汤加姜附方。见前[2]。

渗湿解结汤加姜附大黄方。即解结汤加姜、附、大黄各三钱也[3]。

---

[1] 桂楠:肉桂。

[2] 渗湿解结汤加姜附方。见前:原在"十八条"下,本次整理时移此。

[3] 渗湿解结汤加姜附大黄方。即解结汤加姜、附、大黄各三钱也:原在"十八条"下,本次整理时移此。

渗湿解结汤加姜附方。见前[1]。

十八条

　　太阴证,邪从阴化,舌滑胸痞,肢冷脉伏,腹胁间气不舒者,渗湿和里汤加吴萸二丑主之。脐下筑筑然动,势如奔豚,上攻作吐,或怖惊者,渗湿和里汤去滑通加吴萸姜附主之。囊缩者,渗湿和里汤加吴萸桂附主之。

　　舌滑胸痞,坤轮不转也;肢冷脉伏,腹胁不舒,则玄神无气矣。此与上条之证又殊。上条乃是因坤土无权,以致玄神无气,此则玄神自无气,所谓本实先拨也,木土交困,不虑外脱,惟恐内闭,主以和里汤加吴萸、二丑,扶土气以疏木气也。脐下动,水上攻,冲疝厥疝证也。水木两寒,主以和里汤去滑、通,加吴萸、姜、附,暖水并暖木也。囊缩者,邪水既来灭木,真水又不生木,木无护星,玄神将退位也。肝脾肾三处被兵,中下焦无干净地,大局甚是难支,急以和里汤去滑通,加吴萸、桂、附一齐温之,庶可回生于万一。若无太阴等证,并朴、夏、槟、枳亦可去之。须知。吴姓妇人患温,舌胎滑白,肢冷脉伏,胸腹不舒,余曰此太阴与厥阴同病,危证也。开一和里汤加吴萸二丑方,嘱之曰:此药不开,必当继以解结汤,不然恐无及也。服药未及半剂,他医劝以阳温治之,改服生地寸冬等汤,遂干呕不止而亡。有杨姓者,脐下动气,厥吐上攻,主以此

[1] 渗湿解结汤加姜附方。见前:原在"十八条"下,本次整理时移此。

汤而安。表侄桑某人患阴温，胸痞囊缩，余主以和里汤加吴萸、桂楠、二丑而愈，其人不戒口，忽下利不止，余曰前证已险，此又险上加险，急以参茸汤峻补之，盖肝主疏泄，太过固恐其闭，不及又恐其脱也。厥阴在伤寒本无可下之理，然假道伐虢亦是医学圆机，不必太泥古也。囊缩亦有属热者，亦宜从此方讨生活，但不妨稍加寒凉，如乌梅丸之法。再少阳本为太阴护神，少阴本为太阴前身，邪从阳化，便是火归火家，不为其护神；邪从阴化，便是水归水宅，不作其前身。此证浅而言之，是水魔作怪；深而言之，是坤土无权；再深而言之，是玄神无气。然缓宜治本，急宜治标，惟将水魔逐去，斯天地交而阴阳泰矣。再湿证最多怪证，故立方亦最多怪方。解结等方，方书中原未曾经见，然余以此法活人殊难发数。学者若能元识超超，实见得为饮邪作冷，无论在表在里均可以此法破之矣。再阳化阴化其证甚夥[1]，倘一一罗列，恐涉烦杂，姑举一二示法，学者隅反可也。

渗湿和里汤加吴萸二丑方。即和里汤加吴萸、二丑各三钱也。

渗湿和里汤去滑通加吴萸姜附方。即和里汤去滑、通，加吴萸五钱、姜附各三钱也。

渗湿和里汤加吴萸桂附方。即和里汤加萸附各三钱、桂一钱也。

---

[1] 夥（huǒ）：多。

十九条

太阴证,阴阳两化,舌胎白滑,胸膈痞闷,身热心烦口渴,脉细而长者,苍术白虎汤主之。渗湿散火汤亦主之。

舌胎白滑,胸膈痞闷,太阴证也;身热烦渴,脉来长大,阳明证也;湿热两盛,故以苍术白虎两解之。服汤不解,必是湿热内结,故又主以散火汤也。

苍术白虎汤方[1]

苍术五钱　石膏三钱　知母二钱　甘草一钱　生姜三钱

渗湿散火汤方。即和里汤加芩连也[2]。

二十条

太阴证,阴阳两化,舌胎白滑,心中怔忡惊悸,能饮食,脉来盛大者,渗湿和里汤主之。服汤后未甚透达者,和里汤加二丑大黄主之。

舌胎白滑,太阴停水也;怔忡惊悸,饮邪上攻也;能饮食,脉来盛大,阳明有邪热也。主以渗湿和里汤,证必大减,设未能清场,加大黄、二丑下之自愈。

---

[1] 苍术白虎汤方:此方名及后文组成,原在"二十三条"下,本次整理时移此。

[2] 渗湿散火汤方。即和里汤加芩连也:原在"二十三条"下,本次整理时移此。

渗湿和里汤方。见前[1]。

渗湿和里加二丑大黄汤方。见前[2]。

二十一条

太阴证，阴阳两化，舌胎白黄，胸膈痞痛，能食细不能食粗，脉来盛大者，渗湿和里汤加姜附二丑大黄主之。服汤后膈内不痛，转腹中痛者，渗湿解结汤加大黄主之。服汤后腹内不痛，或髀痛胯痛腿足痛者，亦以前汤主之。

舌胎黄滑，胸膈痞痛，脉来盛大，太阴之湿、阳明之热两盛也。主以和里汤加姜附二丑大黄，其痛必除。其或膈内不痛，串入腹中痛者，主以解结汤加大黄，其痛必减；其或腹中不痛，传入下焦作痛者，亦可以此汤主之。但药性慓悍，医者审其虚实可也。

渗湿和里加姜附二丑大黄汤方。见前[3]。

渗湿解结加大黄汤方。平饮丹三丸五丸不等[4]。

---

[1] 渗湿和里汤方。见前：原在"二十三条"下，本次整理时移此。

[2] 渗湿和里加二丑大黄汤方。见前：原在"二十三条"下，本次整理时移此。前文未见此方，"见前"二字待考。

[3] 渗湿和里加姜附二丑大黄汤方。见前：原在"二十三条"下，本次整理时移此。前文未见此方，"见前"二字待考。

[4] 渗湿解结加大黄汤方。平饮丹三丸五丸不等：原在"二十三条"下，本次整理时移此。"渗湿解结加大黄汤"即十三条中的"渗湿解结汤加大黄"。

二十二条

太阴证,阴阳两化,上吐下利,挥霍变乱,腹痛欲死者,渗湿和里汤加姜附主之。

湿热之邪上攻于胃必作吐,下溜于脾必作泄,邪正交争,必腹内绞痛,和里汤加姜附两解其湿热,而诸证自罢矣。

渗湿扶阳汤方。即和里汤加姜、附各三钱也[1]。

二十三条

太阴证,阴阳两化,欲吐不吐,欲泄不泄,腹中绞痛者,渗湿和里汤加姜附二丑主之,若转筋者再加桂枝防己主之。

呕呕欲吐,而复不能吐,辘辘欲下,而复不能下,挥霍变乱,腹内绞痛,一望而知其为湿热之内结也,故以和里汤加姜附二丑通之。若又转筋者,则是饮邪流于四肢,故兼加桂枝通其阳、防己逐其湿也。

伏羲画卦,空五十两数,为太极图。太极者,阴阳浑合,而其象未呈之目也。太阴为三阴纲领,太阴受邪,凡属在阴分,皆为阴气迷漫;阳明为三阳纲领,阳明受邪,凡属在阳分,皆为阳气熏蒸。所以然者,本乎天者亲上,本乎地者亲下,各从其类之义也。其或阴盛之极而并

---

[1] 渗湿扶阳汤方。即和里汤加姜、附各三钱也:原在"二十三条"下,本次整理时移此。

阳，太阴寒必阳明亦寒，三阳胥成泽国；阳盛之极而并阴，阳明热必太阴亦热，三阴皆成火乡。然宇宙有相胜之阴阳，亦有交争之阴阳，万一夫妻勃谿，太阴自胜于阴分，阳明自胜于阳分，三焦上下必如五胡乱华，医者惟审其湿兼太阳少阳，则用逆流挽舟之法；湿兼少阴厥阴，则用假道取虞之计。或从表解，或从里解，顺其自然之势而已。再太阴证，脉皆沉细而缓，即有热证，脉皆沉细而数，不能实大也。惟阴阳两化，证兼阳明则脉见实大，学者以脉断之可矣。再太阴阳明，鹬蚌相持，法当两解，然不如先平阴而后平阳，须服和里汤一二剂，审其舌胎变黄，大便不利，有身热心烦诸热证，再加大黄二丑下之，证必速解，此驱阴于阳法也。尝治一老妪，太阴停水，水气凌心，烦而且悸，脉来实大，颇能饮食，与以和里汤二剂稍减，又与和里汤加大黄二丑而痊。又治一少妇胸膈痞痛，按之则痛剧，脉来实大，与以和里汤胸痛解而腹痛，余曰此水趋于下也，又与以和里汤加姜附二丑大黄而愈。

渗湿和里加姜附二丑汤方。见前[1]。

渗湿和里加桂枝防己汤方。即和里汤加桂枝四钱、防己五钱也。

---

[1] 渗湿和里加姜附二丑汤方。见前：前文未见"渗湿和里加姜附二丑汤"，"见前"二字待考。

二十四条

太阴证，或诸证未罢，或诸证已罢，邪阻脾窍，不能言，有如喑哑者，此湿也，渗湿解结汤主之。

不语之证多端，有中风不语者矣，有中寒不语者矣，有中暑不语者矣，有中气中痰中恶不语者矣，皆得之仓猝，尸厥神昏，可按真中类中门检方施治。温证末传，少阳之火太旺，热极生风，以致肝风内旋，痉厥神昏，舌短难言，可用吴鞠通之安宫牛黄丸、大小定风珠施治；风证末传，口眼㖞斜，手足痛麻，忽然唇缓涎出，舌短难言，此肾虚内夺，危证也，可用参附汤施治。然世有一种怪证，其始也，头目眩晕，身体寒热，舌白不渴，食少胸痞，其为太阴表里合湿明甚，医者不知，见有表而发其表，见有里而攻其里，见有火而清其火，遂致湿郁生痰，壅塞脾窍，把住声音道路而作哑矣，作哑以后，以风治之不效，以温治之不效，以真中类中各方治之亦不效，技穷智竭，率视为沉疴痼疾，不知此证原为阳虚阴盛，使当始发之时，即以渗湿和里等汤治之，不过一二剂即愈也。经曰："足太阴之脉，起于隐白穴，循胫膝，入腹中，上膈、挟咽、连舌、散舌下，注心宫。"太阴停湿，虽有表而非太阳之表，乌可以发其表。虽有里而非阳明之里，乌可以攻其里。虽有火而非少阳之火，乌可以清其火。况发表必愈虚其阳，攻里清火必愈长其阴。阳虚阴盛，其人素偏于阴者，邪固直从阴化矣。若其人素偏于阳，则湿得热围，痰涎壅盛，必循经上行，散舌下而注心宫，惟用渗湿解结汤大豁其痰，而会厌之道自通。然亦必元气不甚亏者，方能一战成功。若绵延日久，阴阳两虚，表里兼病，气息奄奄，恐即有此汤亦无能为也。张姓小儿，患阴温，医者治违其法，数月不清场，忽然失音，百治不效，其叔驰数十里，邀余视之。余诊其脉细数，身热耳聋腹微胀，饮食减少。余曰此湿郁生痰，壅塞脾窍也，与以渗湿解结汤一剂即解。汴省王姓小儿，患阴温，医投以风药一剂不解，夜间忽失音，其家人骇甚，尔时余馆汴，夜叩门请救，亦与以解结汤一剂而愈。田姓老妇患阴温，连绵数月，忽然失音，余诊其脉滑而且实，身不能动，口不能言，心尚清楚，饮食亦不甚减少，余知其为阳明蓄热，太阴停饮也，与以解结汤三剂方能有效。夫前之两小儿一剂即解。此之老妇三剂方清，脏腑虚实之不可概论也如是。

渗湿解结汤方。即和里汤加二丑五钱、平饮丹或十丸五丸不等也。

二十五条

太阴证，或诸证已罢，或诸证未罢，隔食者，渗湿解结汤主之；反胃者，渗湿解结汤加姜附沉香主之。

胃之上口曰贲门，贲门不开则隔矣。胃之下口曰幽门，幽门不放则反矣。种种治法，载在方书，固无烦余之觊缕。然今之治斯证者，十治十死，百治百死，彼夫庸庸者无论也，即间有负时望之名医，因脉定证，照证拣方，或因心为定夺，或随时为变通，曲尽经营之妙，以异其术之一遇，究竟救生有志，回天无权，虽较之卤莽家不无稍愈,卒亦付之无可奈何。但迟速之间而已矣。余读《灵》《素》书,至二阳之病发心脾节,窃隐然有所思,恍然有所悟也。二阳者胃也,胃为水谷之海,五脏六腑十二经皆赖其津液以立于不败之地。然五脏六腑十二经,虽赖其津液以生,每不能自取其津液以生,此其中有几焉。几者何?脾也肺也。愚以为胃如商铺中东家一般,脾与肺如商铺中号夥一般,东家不能自携其金钱输于东西南北之债户,胃不能自取其水谷输于表里上下诸经络。经有云:"脾者婢也,为胃行津液者也。"胃游溢水谷之精气,输之于脾,脾为之宣焉发焉,鼓于上下四旁,殆如天地之炉,阴阳之炭,造化之工,曲承胃命,而号夥之职尽矣。经又云:"脏真高于肺,以行荣卫阴阳也。"盖肺为华盖,上焦开发,宣五谷味,熏肤、充身、泽毛,并通调水道,下输膀胱,是脾主地气而上腾者,肺亦主天气而下降也。而号夥之职亦尽矣。然有尤妙焉者,脾肺虽为胃之号夥,而不得肝之协助,则脾肺亦退处于无权,何者?肝主疏泄,即《内经》所谓玄神。孔圣所谓:"帝出乎震之帝也。"肝之志欲散,与之辛以散之,肝之性欲缓,与之甘以缓之,真精充足,积健为雄,金得之而暖,土得之而疏,何有老痰宿饮之为患乎?今之病斯证者,大抵肝气之人居多,以此等人有不得隐曲,展转踌躇,类不能无所思,思则气结,气结则津液不散。在阳明为燥金,而燥者益燥;在太阴为湿土,而湿者益湿。燥无以滋其燥,贲门必不开;湿无以行其湿,幽门必不放。不开不放,隔与反,非其昭昭者乎?然时法率以滋阴为主,次则以利气为主,再次则以补益为主,东涂西抹,卒无补于人之性命。余师《金匮》十枣汤之意,用急则治标之法,举中焦痰饮,一举而下之,俾邪气退而正气复,所谓射人先射马、擒贼先擒王也,百治百验,如响应声。故敢列方于左,奉商世之欲治斯证者。

渗湿解结汤方。即和里汤加二丑三钱、平饮丹或三丸至十丸不等。

治噎塞不通,能食细不能食粗,粒米难下,强下之,胸膈刺痛,腹中冤热,口吐涎沫或清水,腹胁攻冲作痛等证。寒加姜附,气上攻加沉香,有表证加桂枝三钱、防己五钱。

治验:李姓老妇,性情太暴,得一痞气证,食物留中不下,业已数月,药莫能愈。余以此药下之,迎刃而解。黄姓少年,呕吐痰涎,不能饮食,自分必死。余以此药救之,一剂即轻。吕姓老妇患阴温,医者乱治数月,变成噎塞,汤水难下。余诊其脉微细,气息奄奄欲尽。余用和里汤减其原方数钱,外加姜附沉香少许治之,下咽后胸如刀利,须臾微松,越二日,复以原方加减治之,大有功效,又调理数剂而痊。

渗湿解结汤加姜附沉香方。即解结汤加姜附各三钱、沉香二钱也。

治太阴留湿久而莫愈,以致湿结幽门,食入反出,胸膈刺痛,便如羊粪等证,服汤后,别用姜汤送平饮丹若干丸,虽微烦勿怪,但觉膈间微微松动,气欲下行而邪即溃矣,邪不净者再作服,平饮丹随势去取可也。湿困脾阳,经络脏腑皆成秽薮,非雷以动之、风以散之、日以暄之,难以推倒一切,诸药味备辛温,即雷动风散日暄也。尤妙在苍术、茯苓坐镇中州,为督战主帅,群药摧坚陷锐,乃不为无制之兵矣。再前证为湿留贲门,此证为湿留幽门,虽咽喉作干,大便作燥,良以液结不散,致干燥乃尔,非真火也。汉唐以来,时医多认为二阳热结,无怪其南辕而北辙也。再此证愈后,禁食生冷腥荤油腻,即伤气伤凉亦一并戒之,非然者吾恐病加于小愈,功败于垂成也。再此证就现在说来,为湿魔作涉,推其原本之原本,为玄神无气,坤轮不转。然遽调玄神,健坤轮不得也。须逐去湿魔,而玄神乃动,坤轮乃转矣。

治验:桑姓妇人,口吐涎沫,气逆不降,膈中刺痛,便如羊粪,在反胃门中已成不治之证。余为之万死求一生,以此方出入加减十数剂而愈。徐姓老翁,咳吐痰涎,食物不入,入即反出,余用此方调理数剂而愈。但治案太多,难以备举,略示一二,学者隅反可也。

此证玄神无气,为木不生火,理自当补火,湿极而燥,为土厚生金,万不可益金,学者能识得源头道理,则知此说为宗经,并非好与时贤为难也。再贲幽两门为乾坤阖辟之汽眼,亦风轮往来之道路也。湿为阴邪,性最沾腻,湿堆两门,譬如道上积潦,碍于车轮周转,正是天气阴霾,非天气亢燥也。平饮丹中有甘遂、大戟,此两物原是阴药,以药之阴入水之阴,甚是相得。然却能出其不意,倾彼巢穴,议者疑其气寒性猛,难以轻试。岂知方中姜附性温,温则能制其寒,术苓味甘,甘则能缓其猛,则悍药乃我已降之龙、已伏之虎矣,虑其跋扈也乎哉?再甘遂主十二种水,正犹附子能通行十二经,贲幽两门之水能治之。凡水之在十二经者，皆能治之，学者勿轻视此药也。

二十六条

太阴证，头痛项强者，渗湿通和汤主之。

经曰："诸痉项强，皆属于湿。"吴氏以湿字未洽，易以风字，以风之多于湿也。岂知古人著书，原有所见，非率尔操觚也。如曰：诸痉项强不皆属于湿，岂诸痉项强皆属于风乎？如此等处，似未免吹求太过也。湿为水类，重物也，表邪壅盛，最易引下焦水邪，水邪逆上，虽不似角弓反张，然转旋不甚灵便，便似强硬一般，其与太阳证同见者，宜羌活胜湿汤，不与太阳证同见者，宜渗湿通和汤。

治验：一人颈项疼痛，服风药不效。余审其舌胎滑白，胸膈痞闷，脉不甚浮。余曰此非太阳中风，乃太阴停湿也，与以此汤而愈。又一人，外不作寒热，内不衰饮食，惟患颈项强痛。余曰此留饮为患也，与渗湿和里汤加平饮丹十丸愈。

渗湿通和汤方。即渗湿和里汤加桂枝、防己也。

二十七条

太阴证，臑痛者，渗湿通和汤加平饮丹主之。

自肩至肘，谓之曰臑。余处无痛，惟臑作痛，留饮为患也。有与诸湿证同见者，有不与诸湿证同见者，均以渗湿通和汤加平饮丹主之。

治验：贺姓妇人，年半百，春患温，项痛臑亦痛，以风治之不效。余诊其脉不浮，审其证舌胎滑白，胸膈痞闷，即知其为太阴停湿，与以此汤一剂即轻，再剂去平饮丹愈。

渗湿通和汤加平饮丹方。即通和汤加平饮丹或十丸或八丸不等也。

二十八条

太阴证，臂痛者，渗湿通和汤方主之。

自肘至手，谓之曰臂。有气滞血凝而作痛者，有风中经络而作痛者，有热结经隧而作痛者。兹曰太阴证，则知非气血风火诸邪之所为也，欲知其为太阴，须从其兼证辨之。此证之来，舌胎必滑白，胸膈必痞闷，头目必眩晕，身体必沉重，宜渗湿通和汤。其不与诸湿证同见者，则谓之留饮，宜渗湿通和汤加平饮丹治之。再湿流经络，谓之湿痛，湿郁成热则又为热结经隧之痛矣。然虽曰热痛，究竟从太阴而来，而不得与纯热之证同一治矣。

李氏老妪年七旬，春患阴温，舌胎滑白，胸膈痞闷，湿郁成热，热甚猖狂，右臂肿痛，汤水不进，危笃之至，服清解攻下药不效。余审其情状，亦似阳明实热，继询其得病来因，乃知此证为热中有湿，无怪乎清解攻下不愈也。即以渗湿通和汤，加平饮丹五丸，一剂便能进食，大便仍不畅快，去平饮丹加二丑、大黄遂通，而在表之热亦解矣。

渗湿通和汤。见前。

二十九条

太阴证，腰痛、胯痛、脊痛、髀痛者，白术附子汤主之，渗湿解结汤加姜附亦主之。

太阳之络，循脊抵腰，然肾以腰为府，而附近于脊尾。是太阴经之尽处，即少阴经之起处，故人之腰痛、胯痛、脊痛、髀痛都疑其为风与气，而绝不料其为土反其宅，水归其壑也。太阴属湿土，太阳属寒水，少阴实其祖家。少阳之气不旺，无由上焦开发，熏肤、充身、泽毛，惟是浸灌滋润，日究于污下，而诸湿痛证作矣。其太阳证多者，自宜从表作解，若少阴证多者，则宜从里作解。但下焦之水宜温，设温之不愈，审其人不甚虚者，直攻之可也，温之宜白术附子汤，攻之宜渗湿解结汤加姜附。

治验：有刘姓者，家殷富，秋患腰痛、胯痛、髀痛，医以其年老身弱，多方补之不效，邀余视之。余见其人伸缩行动，皆不能自如，但尚能饮食，脉亦不甚虚，与和里汤加二丑一剂便轻。有宋姓者，腰痛、胯痛多年不愈，延余视之，余见其人尚能担水，饮食如常，于脾胃全局无碍，此必是隐僻有支饮，他药不能到，故连年不愈也。与以解结汤一剂便轻，两剂遂痊。

白术附子汤方。 见《金匮》。

渗湿解结汤加姜附方。 见前。

三十条

太阴证，腿痛者，通和汤加萆薢主之；留饮者，解结汤加姜附主之。

腿居下焦,部位属阴,风固有之,然不能如寒湿之多也,有直中于下焦者,有从上中二焦传入于下焦者。经曰:"痛则不通。"须辨其是某邪阻滞,用药方有准的。兹曰:太阴腿痛则明指其从太阴而来也,宜渗湿通和汤加萆薢主之,寒者加附子、干姜,有饮者加平饮丹。

治验:张姓小儿年十五,春患温,舌胎白滑,胸膈痞闷,此本冬伤于寒、春必病温之温,医以冬不藏精、春必病温之温治之,重用清凉除去其热,热亦遂退。不数日,湿从寒化,两腿不举,如废疾然。其父急延余治之,余诊其脉,脉则细,摸其腿,腿则凉,饮食不甚减,两便亦如常,惟头目微眩,舌胎微滑,少腹微胀。余曰此非中风,亦非中火,乃前日中焦水湿未曾宣泄殆尽,以致流入下焦,所为土反其宅,水归其壑也。宜逐去其寒湿,乃以渗湿解结汤加姜附一剂便轻,又调理两剂遂痊。

渗湿通和汤加萆薢方。 即通和汤外加萆薢三钱也。

渗湿解结汤加姜附方。 见前。

张长沙治伤寒,惟阳明为有下法。邪在他经而亦下之,则非法也。然余欲为之变通其说焉。太阳固不可下矣,若表热盛实,以致里热亦盛实,头热身热腹胀如鼓,则亦在可下之例,如防风通圣等法是也。少阳不可下矣,若口苦咽干目眩,胸膈痞鞕,日晡潮热,则亦在可下之例,如大柴胡汤、小柴胡汤加芒硝是也。再推而广之,太阴不可下矣,若脾家停湿,胃家结燥,则亦在下之例,如余之所制和里汤加二丑大黄是也。厥阴不可下矣,若感受寒湿,结成痞证,胁下偏痛发热,则亦在可下之例,如大黄附子等汤是也。少阴不可下矣,若口燥咽干,或下利清水,则亦在可下之例,如少阴篇之大承气汤是也。由是可知,阳明用下,堂堂之阵、正正之旗,正兵也;诸经用下,拔帜仆赵、假道取虞,奇兵也。然又有理中之理,不可不彻底说明。诸经虽皆可下,然亦必将诸邪悉驱入阳明,方为可下。余之和里等汤加大黄二丑必兼姜附,正是变阴为阳,将诸秽物悉付之铸金炉也。再宇宙极不净之物,一置之土中,则如雾散而冰释,以土能化毒焉故也。诸经之邪,能曲折盘旋,驱入肠胃,便如火消膏矣。然亦必阳明能引精,方能招八州而朝同列。倘中州无权,则虽有天子守府,恐亦尾大不掉矣。须知。

三十一条

太阴证,或诸证已罢,或诸证未罢,舌胎滑白,胸膈痛疼,此湿停上焦,肺水也,渗湿解结汤加姜附主之。表有寒热,咳吐稀痰者,亦肺水也,小青龙汤主之。

胸痛之证,有气有血,有寒有热,有虚,兹曰太阴证,则湿留而为饮也,此证之发或坚止不动,或流转善动,或兼痞鞕,或引胁痛,总因胸中无阳,不能运水,以致留饮为患也,宜渗湿解结汤加姜附,以扶其阳而逐其饮。然亦有由表而致咳唾者,则宜小青龙汤。

治验:一人,胸中留饮,不时举发,医乱以气滞血结治之不效。余曰:此非气结胸,亦非血结胸,乃水结胸也,宜扶阳涤饮,与以此汤而痊。

渗湿解结汤加姜附方。见前。

小青龙汤方。见《金匮》。

三十二条

太阴证,或诸证已罢,或诸证未罢,怔忡惊悸,烦杂无奈,此湿堆手厥阴,心水也,渗湿和里汤倍半[1]夏枳实主之。

此证挟虚者有之,挟热者有之,但虚有虚形,热有热象,此则从湿邪而来。湿者水也,水来克火,故令人怔忡惊悸,烦杂无奈。欲知其非虚非火而为水邪,须自其兼证辨之。此是太阴停湿,湿气迷漫,头目必眩晕,肢体必烦重,舌胎必滑白,胸膈必痞闷。无论春夏秋冬见有此等证象,便知其从太阴而来矣,宜渗湿和里汤倍半夏、枳实。再此证有怔忡者,有惊悸者,有烦杂无奈者,有烦热难堪者,只有其一便是,不必悉具也。

渗湿和里汤倍半夏枳实方。即倍半夏为五钱、倍枳实为五钱也。

三十三条

太阴证,或诸证已罢,或诸证未罢,胁下作痛,不敢咳息,此湿停足厥阴,肝水也,渗湿和里汤加白芥子草果芫花主之,不解者去草果芫花加平饮丹主之。

胁痛之证,有气滞者矣,有血结者矣,此则非气非血,

---

[1] 半:原作“姜”,据后文“渗湿和里汤倍半夏枳实方。即倍半夏为五钱、倍枳实为五钱也”改。

乃水之所为也,宜和里汤加白芥子芫花草果,不解者去芫花草果加平饮丹愈。此条与上条治验太多,无烦视缕也。

渗湿和里汤加白芥子草果芫花方。加白芥子五钱、芫花钱半、草果钱半也。不解者,加平饮丹若干丸不等。

三十四条

太阴证,或诸证已罢,或诸证未罢,胃脘攻冲作痛,此湿结本经,脾水也,渗湿和里汤加姜附主之,不解者再加平饮丹。

胃痛者,即古之所谓胃心痛,俗之所谓胃脘痛也,属于虚寒者多。兹曰:湿证胃痛,则为湿寒胃痛,而非虚寒胃痛也。但二者有分,而亦不甚分,盖虚之极必作寒,寒之极必作湿。虚寒胃痛,或因寒而发,或因气而发,痛时不必吐水;湿寒胃痛,或因寒而发,或因食而发,痛时或兼吐水,总因脾胃之阳衰也。虚寒附子理中汤,湿寒和里汤加姜附,不解者加平饮丹。

治验:有刘姓者,素患胃痛,每发吞青石面,痛为稍止。余曰:此胃脘阳亏不能行水,水积既多,上克心火,故心痛欲死,宜扶阳逐饮,与以此汤加平饮丹十丸愈。然亦略举以示例,治案实不止此也。

渗湿和里汤加姜附方。见上。

三十五条

太阴证,腹痛者,脾水也,渗湿和里汤加干姜草果主之。湿渍于脾作泄者,亦脾水也,和里汤加腹皮二丑

主之。

《内经》言腹痛共十五条，惟有一条言热痛，其余皆寒痛也。腹痛而曰太阴证，明指太阴证腹满时减、减复如故之虚痛，非阳明证腹满不减、减不足言之实痛也。夫太阴与阳明两居腹中，稍有不和，皆能作痛。但太阴为阴，其见证舌胎必滑白，胸膈必痞闷，头目必眩晕，身体必沉重，脉来必不浮，若见此等脉证，虽舌口微干，小水微黄，甚勿疑为热证，而用寒凉也。宜和里汤加草果、干姜。若溜脾作泄，则不可徒补其虚，宜兼逐其水，宜和里汤加腹皮、二丑。

治验：有曹姓者，秋月患利，食亦不甚减，医以其人素有烟瘾，戒断方数月，阴阳必亏，大剂补药补之，利仍自若，又以断瘾后，饮食顿增，疑有宿食，投以消导亦不效，其子延余治之。余诊其脉沉，窃思沉必有水，饮食不减，邪不在脾胃，此必湿渍脾，而脾阳下溜水气，全停在两肠。与其峻补其土，不如兼放其水，与和里汤加腹皮、二丑便差，又调理数剂而痊。

渗湿和里汤加干姜草果方。加干姜三钱、草果二钱。

渗湿和里汤加腹皮二丑方。加腹皮二钱、二丑三钱。

三十六条

太阴证，诸证已罢，少腹痛，此水趋下焦，肾水也，萸桂苓泽汤主之，解结汤加姜附亦主之。

少腹作痛，其人必有久留之饮，由太阴而下走少阴，可以萸桂苓泽汤主之。万一温散不愈，必有宿饮内结，宜解结汤加姜附,峻攻其饮。

治验:有宋姓者,因涉远经商,暑月病疟,强截止之,留邪在络,里虚邪陷,少腹痛烦欲死,投以鸦片、桂楠等药,只缓须臾。余曰:此少阴停水也,但少阴无出路,必假道于阳明,用此汤二剂而痊。

再五水诸证,与《金匮》小异,然此乃余生平所试验者,故滥列之。再开首言太阴病,舌胎白滑,胸膈痞闷,身上寒热,肢体懈惰,渴不欲饮,便微便黄,正病也。积久不治,或治违其法,浸见五水证蜂起,传证也。疟痢疸痹,噎嗝聋哑等证,移步换形,各立方面,变证也。

萸桂苓泽汤方

吴茱萸五钱　桂楠二钱　茯苓五钱　泽泻三钱

解结汤加姜附方。见上。

三十七条

太阴证,妻累及夫,脾寒胃亦寒,食谷欲呕,口流清水,胃水也,渗湿和里汤去槟枳加吴茱萸干姜主之。

胃伤则吐,多属热饮,此寒饮也。须知。

渗湿和里汤去槟枳加吴萸干姜方。加吴萸三钱、干姜三钱。

三十八条

太阴证,久而不愈,或往来寒热,或照时潮热,咳逆引胁作痛,胆水也,渗湿和里汤加白芥子旋覆花主之,解结汤加姜附二丑[1]亦主之。

人身如天地，上半身为阳，下半身为阴；前半身为阳，后半身为阴；胁为机关之室，处于半上半下、半前半后，譬如十字路口，乃东西南朔，往来之道路也。湿者水也，在上不解，必由机关而流于下，在前不解必由机关而流于后。但魔神盛则玄神衰，玄神衰则机关不利，机关不利则如有物高踞于其中而作痛，其循乎胁表者，必往来寒热，甚则咳逆引痛，其循乎胁里者，必照时潮热，甚则少腹攻痛。此证推其原本，为泽深灭木；推其原本之原本，为土厚生金。然急宜治标，惟将机关处之湿垢洗刷殆净，斯诸证自罢矣。偏于表者属少阳也，宜和里汤加白芥子、旋覆花主之；偏于里者属厥阴也，得屎则解，宜解结汤加姜、附、二丑。

渗湿和里汤加白芥子旋覆花方。加白芥子五钱、旋覆花五钱。

渗湿解结汤加姜附二丑方。见上。

三十九条

太阴证，胸膈痞鞕，烦杂无奈，不饥不食不便，水在三焦也，渗湿和里汤主之。

人之气有三，元气、荣气、卫气也。元气起于上焦，胸中是也；荣气起于中焦，心包是也；卫气起于下焦，胃脘是

---

[1] 二丑：渗湿解结汤的组成中有"二丑"，此处乃增加二丑用量之意。下同。

也。水停上焦,故胸膈痞鞭;水停中焦,故烦杂无奈;水停下焦,故机窍不灵。不饥不食不便,以和里汤和之,而诸证自罢矣。

渗湿和里汤方。见前。

四十条

太阴证,水停中焦,积久失治,由中焦而走下焦,肠间沥沥有声,微痛作泄,肠水也,渗湿暖水汤主之。

渗湿暖水汤方

黄芪五钱　苍术五钱　生姜三钱　半夏三钱　砂仁二钱　叩仁钱半　肉桂二钱　附子三钱　　　　此舒驰远方也。

四十一条

太阴证,诸证已罢,因蓄尿过多,尿窍不利,膀胱水也,揭壶盖汤主之。

亦舒驰远方也。此证愈从下利,其胀愈加,法宜白叩[1],宣畅胸膈,砂半醒脾开胃,肉桂化气,桔梗开提,生姜升散,揭开壶盖,使上焦得通,中枢得运,而膀胱之气自转矣。

揭壶盖汤方

白叩钱半　砂仁二钱　半夏三钱　肉桂二钱　桔梗三钱　生姜三钱

---

[1] 白叩:白豆蔻的别名。

以上诸水，其各种见证，原不止此寥寥数则，然此乃余之所习见，而亦余之所惯治也，故详列之。

四十二条

湿证喉阻者，渗湿和里汤倍姜半朴主之。

喉阻而系湿证，明其非风非火非寒非燥也，夏秋居多，春冬亦有之，有多年留饮不时举发者，有新感寒湿特地举发者。医者未能见形察影，误治以风火寒燥，或治以肝气，亦有见为痰饮，用药率轻挑浅剔，往往不中肯綮，竟有终年累月而不能了场。此证虽发于上焦，而其根据则亦在中焦，发时有气道不利，而兼觉喉间停痰者，有喉不停痰而惟觉气道不利者。惟察其舌胎滑白，胸膈痞闷，有湿邪诸来因，便是的证。甚勿治以时法，牛子桔梗等药，惟以渗湿和里[1]汤重加姜半朴愈。

渗湿和里汤倍姜半朴方。即和里汤倍加生姜、川朴、半夏也。

四十三条

湿证梅核气者，渗湿和里汤加姜附等药主之。

痰在喉间，咳之不出，咽之不下，有似梅之核，故谓之梅核气。得之气郁者多，旧法治以半苓苏朴，法亦甚妙。然两太阴阳虚亦有此证，不独气郁也。手太阴肺主行荣卫阴阳，其气自上而下；足太阴脾主为胃行其津液，其气

---

[1] 和里：此二字原无，据前后文补。

自下而上。阳虚则气欲上而不遽上，气欲下而不遽下，以故往而复还，还而复往，竟如丝挂线缠一般。此证气不健旺，似宜大补其气矣。然补气则气益滞，惟用雷动风散日暄等法，使天气下降，地气上腾，天地之阳壮，虽有微饮，迅扫一切矣。

渗湿和里汤加姜附方。即和里汤加干姜、附子各二钱也。

四十四条

湿证暴厥者，渗湿和里汤加平饮丹主之。

类中证凡十二条，皆能令人颠扑于地，不省人事。兹曰湿证，则固专因湿之郁极生痰，痰火内发，蒙住心窍也。其发作形状，有素日无病而暴发者，有素日有病而暴发者，有素日有病病已全愈而暴发者。素日无病而发，醒时宛如平人；素日有病而发，虽亦能饮食行动，但口不能言，有如喑哑一般；素日有病病已全愈而发，则酷类中风，但口眼不㖞斜，手足不疼麻。三者现证虽不同，而其为湿热则一也。前之两条，用渗湿和里汤加平饮丹十丸，涌出其痰涎便愈；后之一条，随其证之偏湿、偏热消息治之可也。

渗湿和里汤加平饮丹十丸方。

将和里汤加生姜五钱，水煎服，另用姜水冲服平饮丹十丸，痰涎自出，出便愈。

治验：钱氏老妪，年八旬，春患温，医以清凉退热，热亦旋退，医以为大功长成矣。不三日，忽颠扑于地，不省人事，复延前医治之竟不效，已抬在尸床一日矣，其子以其气之未绝也，强延余治之。余诊其脉细如丝然，但犹能点滴用水。余曰：能用水即能用药，先以川贝、橘红等味涤其痰，一剂似欲醒，两剂便能言，后用枳实、大黄等药，又数剂方收功。其子因备询巅末。余曰：老年固多阴衰，亦多阳衰，阳衰不能行湿，湿必停，湿停便作热。前医撤去其热，未能拔去湿根，以致湿复酿热，痰涎壅盛，昏倒在地矣。其子曰：险乎，向非先生此举，吾母命休矣。

四十五条

湿证寒饮作嗽者，渗湿和里汤加姜附葶苈主之。

太阴与太阳合病，由寒壅湿而咳嗽，谓之寒饮作嗽，宜小青龙汤；太阴与少阴合病，由湿引水而咳嗽，亦谓之寒饮作嗽，宜真武汤。然此犹偏表偏里之证也，若夫太阴阳虚，中权不振，胃中水谷不能转输四旁，惟是稽[1]留之饮，日积而日多。夫肺为华盖，天气也。地气既浊，天气必不能清，治此证者，惟使坤轴运转，微饮不留，则不治嗽而嗽自止矣，宜和里汤加附子、干姜、葶苈子。

渗湿和里汤加附子干姜葶苈子方。即和里汤加姜、附、葶苈各二钱也。

治验：秦姓妇人，胸膈痞闷，饮食减少，咳嗽吐痰，直欲倾盆，日夜不能僵卧，医以感冒治之不效。余曰：此中州阳衰，寒饮作嗽也。盖土衰由于火虚，火虚由于木气不能条达，惟使木生火，火生土，则土能制水而坤轮自转矣，又何饮邪之能留乎？

---

[1] 稽：原作"嵇"，文义不属，故改。

四十六条

湿证热饮作嗽者,渗湿和里汤加姜附葶苈主之。

太阴与少阳合病,阳中挟阴,喘嗽稀痰,小柴胡汤证也;太阴与阳明合病,阴证变阳,喘嗽稠痰,人参泄肺汤证也。但饮者阴也,阴者寒也,原从少阴而来者也。兹曰:湿证热饮作嗽,是太阴与少阴合病,虽面赤身热,心烦口渴,只为阴证戴阳,治之者但平其饮而热自罢,万一饮证既罢,热犹不解,然后徐平其热可也,亦宜前汤。

治验:曹氏妇人,春患温,舌胎白滑,胸膈痞闷,喘嗽不已,痰涎壅盛,面赤身热,心烦口渴,久而不愈。余曰:此热饮作嗽也,虽为阳证,阳中有阴,宜先平其阴,与以此汤数剂而遂安。后饮退热不退,又与以清凉而遂痊矣。再此与吴氏热饮用白虎汤稍别。须知。

四十七条

湿证寒结胸者,渗湿和里汤加姜附主之。

湿证而曰寒结胸,即寒湿结胸也。人之胸中犹之天之空中,原浑浑沦沦,无些须邪气与乎其间,奈太阳不照,群阴汇进,秽烟臭雾,结队而来,咽喉一线之地,竟如茅塞之矣。夫寒者水也,湿者土也,吾身所资以为养者也。但在上之制节不行,皆能以其所以养人者害人。尔时若单见太阴湿痰,中气亏残,犹可为也;若并见少阴寒痰,则本实先拨,无能为矣。此证先以辛热荡其寒气,日以暄之也;次以苦温破其滞气,雷以动之也;终以辛温、甘温宣其湿气,风以散之也。不过两剂而诸证自罢矣,宜渗湿和里加姜附汤。

渗湿和里汤加姜附方。即和里汤加姜、附各三钱也。

治验:王姓妇人,年半百患此证,逢寒则发,逢气亦发,发则气上冲胸,不能偃卧,余治之屡矣。乙卯春,病复发,其子以延余不便,先延他医治之,愈治愈危,乃复延余治之。余诊其脉,右关沉滑,问其证,痰涎壅盛,舌胎滑白,饮食不进,日夜不能偃,偃则壅益甚。余出此方,他医见而咋舌。余促服之,一剂而轻,两剂而愈矣。

四十八条

湿证热结胸者,渗湿和里汤加二丑主之。

湿证而曰热结胸,即热湿结胸也。此证初起虽曰温证,必兼头目眩晕、肢体倦惰、舌胎白滑、胸膈痞闷等证。湿蒸热炽,抟结上焦,有膈内痞鞕,汤水不进者;有膈间剧痛,不敢按者;有痰涎壅盛,气道不利者;有兼表热者;有表热已罢,悉归于里者;有焦灼之极,心为之怔忡,口为之溃烂者;有日夜叫苦者;有昏昏沉沉,似寐非寐,呼之不应者。虽牙关未至紧闭,心神未至昏迷,现在尚未痉厥,然去痉厥不远矣。惟询知其前,服清凉不效,乃知此证非少阳火热、阳明燥热,实太阴湿热也。热为湿热,去其湿即所以去其热。表证未罢者,宜渗湿通和汤;已罢者,渗湿和里汤加二丑,甚则加平饮丹或五丸至十丸不等。

治验:王姓男子,春患温,服清凉药十余剂,日甚一日,饮食不进,昏昏沉沉,呼之不应。余诊其脉弦而且数,问其证喑哑口渴不能多饮。余曰:此热证挟饮,前药虽能治其热,未能除其饮,故日甚一日也。与以渗湿和里汤一剂,神气即清;复与清解一剂,而诸证皆罢。赵姓妇人患温,水浆不入,入则复出。余诊其脉微沉,询其证头微眩,心有时惊悸不宁。余曰:此水也,非火也。无怪乎前药之不应也,与渗湿通和汤加平饮丹十丸,一剂即能进食。贾姓少年,春患温,膈中痞鞕,汤水不下,舌口生疮。医皆以火治之,愈治愈坏。余与以渗湿和里汤加附子、干姜,一剂即开。

四十九条

太阴证脉弦而数,舌滑而渴,不结胸,动则发喘,饮食无味,日晡恶寒,夜间作热,五更咳吐稀痰不休者,太阴少阴停水也,渗湿扶阳汤加薏仁二丑主之。

脉弦而数,饮数也。舌滑而渴,饮渴也。不结胸,病不在胸也。动则发喘,肺虚也。饮食无味,脾虚也。日晡恶寒,夜间发热,五更痰嗽,水气结于阴分也。三焦皆寒,虽有热证,譬如天大雷雨,电光闪闪,正由水盛而非由火盛也,宜以姜附壮三焦之阳,薏仁补土生金,二丑驱水外出,斯阳气回而阴霾散矣。

渗湿扶阳汤加薏仁二丑方。即扶阳加薏仁一两、二丑三钱也。

治验:有宋姓者,秋患温,他术乱治数月,已濒于危,

《湿证发微》下卷

123

其父引而见余。余见其人行不数武[1]即作喘,咽干而渴,脉弦而数。虽似阴虚,但每日交到阴分,即作寒热喘咳,明是上焦水邪停到下焦少阴,少阴既停水,故到此时便鼓作也。因用薏仁两半,益土生金,附子五钱,干姜、二丑各三钱,温散水邪,一剂而诸证去其大半矣。

五十条

太阴证,两目赤涩肿痛,羞明畏日者,渗湿和里汤主之。

两目赤涩肿痛,属于风火者多。兹曰太阴证,必兼头目眩运、舌胎白滑、胸膈痞闷、饮食减少等证也。是其赤涩肿痛非由于风火,乃由于湿热也,宜以渗湿和里汤主之。再湿郁成热,五脏六腑十二经皆能蔓延之,医者都参以活法可也。

五十一条

湿证,小便肿痛,寒者,当归温疝汤去小茴加地肤子滑石通草主之。热者,当归温疝汤去小茴元胡川楝加地肤子滑石通草主之。

肾主肾囊,肝主筋,肝肾两虚,故外之风寒得以袭之。然亦有湿热下流而致此证者,不论内外因,惟辨其寒热而治之。寒者不甚肿痛,不作汗热,便尿清白,宜当归温疝汤去小茴加地肤子滑石通草。热者肿痛汗热,便尿黄赤,

---

[1] 武:半步。

宜当归温疝汤去小茴元胡川楝加地肤子滑石通草。若不
肿痛而惟尿黄，则不在此列。

当归温疝汤[1]去小茴[2]加地肤子滑石通草方

吴茱萸三钱　当归尾五钱　甘草梢五钱　延胡索三钱
川楝子三钱　小茴香三钱　杭赤芍五钱　地肤子五钱　西
滑石五钱　白通草一钱

当归温疝汤去小茴元胡川楝加地肤子滑石通草方

吴茱萸三钱　当归尾五钱　甘草梢五钱　五加皮三钱
西滑石五钱　地肤子五钱　白通草一钱

渗湿和表汤

苍术五钱　茯苓五钱　防己五钱　桂枝三钱　滑石五
钱　通草一钱　生姜三钱

渗湿和里汤

苍术五钱　茯苓五钱　川朴二钱　半夏三钱　枳实三
钱　槟榔二钱　滑石五钱　通草一钱　生姜三钱

渗湿通和汤

苍术五钱　茯苓五钱　川朴二钱　半夏三钱　枳实三

---

1 当归温疝汤：出自《医宗金鉴》卷四十二，由当归、白芍、附子、
肉桂、延胡索、小茴香、川楝子、泽泻、吴茱萸、白茯苓组成。对
"当归温疝汤去小茴加地肤子滑石通草""当归温疝汤去小茴元
胡川楝加地肤子滑石通草"二方的具体组成进行分析，可见此
处所言当归温疝汤与《医宗金鉴》的组成有出入，待考。

2 去小茴：下文具体组成中有"小茴香三钱"，此处"去小茴"三字
待考。

钱　槟榔二钱[1]　滑石五钱　通草一钱　防己五钱　桂枝三钱　生姜三钱

渗湿和上汤

苍术五钱　茯苓五钱　滑石五钱　通草一钱　薏仁八钱[2]　杏仁三钱　叩仁钱半[3]　生姜三钱

渗湿和下汤

苍术五钱　茯苓五钱　川朴二钱　半夏三钱　枳实三钱　槟榔二钱[4]　滑石五钱　通草一钱　防己五钱　草薢三钱　二丑五钱　大黄三钱　生姜三钱[5]

渗湿解结汤

苍术五钱　茯苓五钱　川朴二钱　半夏三钱　枳实三钱　槟榔二钱　滑石五钱　通草一钱　二丑五钱[6]　平饮丹十丸　生姜三钱

渗湿散火汤。即和里汤加黄芩三钱、黄连二钱也。

---

[1]　半夏三钱　枳实三钱　槟榔二钱：前文"六条"下的组成中为"半夏五钱　枳实五钱　槟榔三钱"。

[2]　薏仁八钱：前文"五条"下的组成中为"生薏仁五钱"。

[3]　叩仁钱半：前文"五条"下的组成中为"叩仁二钱"。

[4]　枳实三钱　槟榔二钱：前文"五条"下的组成中为"枳实五钱　槟榔四钱"。

[5]　生姜三钱：前文"五条"下的组成中未见"生姜"。

[6]　二丑五钱：前文"四条"中指出"渗湿和里汤，加二丑、平饮，便为解结汤"，组成中为"二丑三钱"。

渗湿扶阳汤。即和里汤加附子二钱、干姜三钱 [1] 也。

渗湿解悸汤。即和里汤重用半夏、枳实也。

渗湿解悬汤。即解结汤加芫花一钱、草果二钱也。

渗湿拈痛汤。即通和汤加平饮丹或五丸至十丸不等也。

渗湿温脏汤。即扶阳汤加二丑五钱、平饮丹或五丸至十丸不等也。

渗湿消肿汤。即解结汤加腹毛 [2] 二钱、商陆二钱也。

渗湿解噎汤。即解结汤加砂仁钱半、沉香三钱、姜附各二钱也。

渗湿平反汤。即解结汤加附子三钱、干姜三钱、南海沉 [3] 二钱也。

渗湿逐虫汤。即和里汤加雷丸、芦荟也。

渗湿除痒汤。即通和汤加土茯苓一两、紫草茸二钱也。

渗湿开表汤。即和里汤加防己、桂枝、麻黄也。

渗湿热下汤。即扶阳汤加二丑也。

渗湿寒下汤。即散火汤加大黄也。

以上二十方皆为渗湿和里一汤所变化,以外虽间采成方,亦不出此范围。学者果能引而伸之,触类而长之,则治外感之能事毕矣。

---

[1] 附子二钱、干姜三钱:前文"二十二条"下的组成为"姜、附各三钱"。

[2] 腹毛:即大腹皮。

[3] 南海沉:即沉香。

湿证大全

太阴证，或诸证未罢，或诸证已罢，舌胎白滑，饮食无味，咳吐稀痰，痰如泉涌者，渗湿和里汤倍半夏主之。痰喘气逆，日夜不能偃卧者，和里汤倍半夏加葶苈主之。或痰清，察其人有少阴证者，和里汤加附子主之。服汤已，诸证稍减，但腹有响声，不下利者，和里汤加二丑主之。

诸证未罢，时证之痰咳也；诸证已罢，留饮之痰咳也。然无论未罢已罢，既系之曰太阴证，必兼有舌胎白滑、饮食无味等证，即宜以太阴法治之。咳吐稀痰，痰如泉涌，乃脾不散精，所饮所食尽为痰涎，故以和里汤健脾理胃，倍半夏以利之。痰壅气逆，昼夜不能偃卧，乃肺经停有饮邪，故以和里汤倍半夏[1]加葶苈以泻之。或痰色清，尺脉沉弦，肢体厥凉，恐是肾水上泛，宜加附子。服汤证减，腹有响声不下利，乃是上焦之水驱入下焦，但因元阳不振，不能送水下行，宜加二丑。下利后少腹仍不舒畅，则是太阴停水变为少阴停水，或温或攻，择利而行之可也。

治验：有陈姓者，春患阴温，寒热呕吐，医认为水亏火炎，峻补其水，以致痰涎壅盛，昼夜不能成寐，危险之至。五月下旬，延余视之。余察其舌胎滑白，脉象沉弦。余曰：此非脾肾水亏，乃脾肾火衰也。拟以和里汤倍半夏加附子，服汤微烦，移时似有起色，又服一剂，咳痰十去六七，但闻腹有响不下利。余曰：此上焦之水驱入于下焦

---

[1] 倍半夏：此三字原无，据前后文补。

也。又加二丑利之,而证遂大减矣。

再咳之为证,《内经》言五脏、言六腑、言四时、言六气,穷形尽相,不留余蕴。奈人治斯证,率东涂西抹,不得其要领者,仍是认证不清焉故也。余以为内伤诸咳,燥火证居多,以脏腑亏损,津液熬煎,五志之火逼肺作咳,其咳也往往先见他证,而后浸淫兼见咳证;外感诸咳,金水证居多,以肺金主皮毛,太阳属寒水,六气由外入内,率皆先犯此关,所谓五脏各以其气受病,非其时各传以与之也,其咳也,往往先见咳证,而后浸淫兼见他证。太阴作咳原属湿邪,无论春夏秋冬,无论温证伤寒,但据现在舌胎白滑,胸膈痞闷,肢体懒惰,小水黄赤,心烦意乱,头眩目晕,脉来或弦或细或滑,有太阴诸形状,即可以太阴法治之,甚或病值危笃,有万难辨其为内伤外感者,须询其初发病时作如何形状,便探骊得珠矣。

太阴证,呃逆者,渗湿和里汤倍枳实槟榔加二丑大黄主之。

呃逆系之太阴,明其非少阴呃逆也。少阴呃逆多属虚寒,其呃逆也乃是肾气不纳,证最险恶,宜六味肉桂五味等方。太阴呃逆多属实热,缘其人素有痰饮食癖,阻过中气,因逆上作格儿之声,故宜峻攻其邪,挟寒者再加附子、干姜,热下之可也。

治验:伯父某患呃逆,脉不甚虚,身有微热,口有白胎,医者多以年老气脱,补之不效。余审其人饮食不甚减,亦无下焦少阴许多虚形,必是支结之饮,藏在隐僻,碍于气道,以致呃逆也,以此汤下白物如脂二条遂愈。吴氏某患温,治违其法,以致邪结中下二焦,少腹痛,呃逆不止,余以此汤加姜附下之亦愈。

太阴证,或诸证未罢,或诸证已罢,崩血夹水者,渗湿和里汤减槟枳加生薏仁主之。

崩血夹水,言经血暴下,夹有污水之连绵也。有诸证初起,中气大虚,水来侮脾,脾水下溜,溃入胞中以致血水并下者,此病之发虽在下焦,而其源亦在中上二焦也,故亦宜以此汤扶土以散水也。然亦有中上焦病已轻,惟留血水绵绵,连月不愈者,亦宜以此法消息治之。

治验:丙辰春,李氏妇,年四十患血崩,血水并下,直欲倾盆,危险之至。余询知其舌胎白滑,胸膈痞闷,有足太阴诸证象。乃曰此非肝经火旺以致血溢,乃因中焦土虚以致水横也,主以此汤三剂而痊。

太阴证,舌胎白滑,胸膈痞闷,饮食无味,四肢无力,脉来纤细,带下夹水者,渗湿和里汤去槟枳加姜附主之。

五色带下属湿热者多,兹曰夹水,明是土虚不能制水,水气渗入下焦也,故仍宜从太阴治之。

太阴证泄如血水,腹不甚痛,舌胎白滑,胸膈痞闷,渗湿和里汤减槟枳加生薏仁芡实主之。

湿盛伤血,泄如血水,湿气盛也,但腹不甚痛,湿虽盛而未结,故宜减槟枳加薏仁芡实治之。

太阴证,吐血者,渗湿和里汤加生薏仁主之。

吐血之证,虚实寒热不等,兹冒之曰太阴证,必兼有舌胎白滑、胸膈痞闷等证也,故宜以和里汤加生薏仁治之。

太阴证,带浊者,加减渗湿和里汤主之。

浊证原有数端,兹冒之曰太阴证,必其始有舌胎白滑、胸膈痞闷等证,积久不治,或治违其法,以致连绵不愈,水停下焦也。其太阴证未罢者,以渗湿和里汤加萆薢主之;已罢者,减半朴槟枳加萆薢菖蒲益智仁主之。

湿证变疟者,渗湿和里汤主之,柴胡截疟饮亦主之。

湿证变疟,即太阴脾疟也,其或舌胎白滑、胸膈痞闷,诸太阴证未罢者,先服渗湿和里汤数剂,其疟必愈;其不愈者,再以柴胡截疟饮止之。

柴胡截疟饮方

柴胡五钱　半夏三钱　黄芩三钱　党参三钱　乌梅五钱　桃仁三钱　槟榔四钱　常山五钱　生姜三钱　煎汁露一宿早一个时辰服。

湿证便痢者,渗湿和里汤主之。

湿证便痢,即湿证作痢也。察其人有舌胎白滑、胸膈痞闷等证,勿遽以芍药、黄连清其热。惟以渗湿和里汤,渗其湿而破其滞,而痢自减矣。

湿证变疸者,渗湿和里汤加茵陈桂枝防己主之。

湿证变疸即湿热发黄也,察其人有舌胎白滑、胸膈痞闷、身上寒热、肢体懈惰等证,即以渗湿和里汤加茵陈桂枝防己治之。

湿证变痹者,加减渗湿和里汤主之。

风寒湿气合而为痹谓之三痹,筋骨脉肌皮发于四时谓之五痹,载在《内经》,班班可考。兹曰湿证变痹,则固专指痹之由湿而来者也。若其人舌胎白滑、胸膈痞闷,内证多者则以渗湿和里汤加桂枝防己治之,内证少者减半朴槟枳加桂枝防己治之,挟热者减半朴槟枳加桂枝防己石膏滑石赤小豆治之。

湿证变痿者,渗湿和里汤加萆薢桂枝防己主之。其或太阴证皆罢,传入少阴,审其人不甚虚者,渗湿解结汤加姜附主之。

肺热叶焦,皮毛枯悴,《内经》言痿证详矣。兹特冠之曰湿证变痿,则固专指时令之湿热而言也。审其人舌胎白滑、胸膈痞闷,兼腿足痿软者,则以渗湿和里汤加萆薢桂枝防己治之。其或太阴证皆罢,传入少阴,腿足痿软者,则是中焦湿热变为下焦湿寒也,宜以解结汤加姜附治之。

湿证脚气者,渗湿解结汤加防己萆薢大黄主之。

太阴八证略具,脚肿热痛者,则是中焦湿热流于下焦也,宜以解结汤加萆薢防己大黄利之。

湿证癥瘕者,渗湿和里汤加鳖甲穿山甲主之。

七癥八瘕纷繁莫纪,兹曰湿证则固明指夫湿食之为病也,宜以渗湿和里汤加鳖甲、穿山甲消之。

湿证发疝,胁下痛,寒热,或无寒但潮热,香附旋覆花汤主之。睾丸痛者,当归温疝汤主之。睾丸痛、腰痛、髀痛者,天台乌药散主之。

疝证多端,治疝之法亦多端。兹曰湿证发疝则固专指湿疝言之也。香附旋覆花汤、天台乌药散方俱载在《温病条辨》,当归温疝汤方载在《医宗金鉴》,此三方皆余所习用也。

湿证发疹发痘者,渗湿和里汤加桂枝防己主之。

疹痘治法,有主以辛温者,有主以辛凉者,余曾详其说于《寒温穷源》。兹曰:湿证发疹发痘,必因其人有舌胎白滑、胸膈痞闷、身上寒热、肢体懈惰等证,虽曰疹痘固不得专治其疹痘也,宜以渗湿和里汤加桂枝、防己治之。

湿证杨梅者,渗湿和里汤加土茯苓桂枝防己主之,甚者再加二丑斑蝥大黄主之(土茯苓愈多愈妙)。

杨梅痘者,痘之形如杨梅也,多由于男女秽湿传染而成,然亦有不由秽湿传染而得者,均宜以渗湿和里汤加土茯苓桂枝防己主之,不解者再加二丑、斑蝥、大黄。

湿证肿胀者,渗湿解结汤主之。足肿甚者,再加商陆根主之。

肿胀属于气者,宜兼理其气;属于血者,宜兼理其血;属于风者,宜兼理其风。兹曰湿证肿胀,则固专指水鼓而言也,宜渗湿解结汤加大黄[1]主之,足肿甚者再加商陆。

湿证大便窒下者,渗湿和里汤倍槟榔主之。其或中上焦证皆罢,惟见大便窒下者,挟热者,猪苓茯苓寒水石皂荚子主之;挟寒者,渗湿和里汤倍槟榔加姜附主之。

---

[1] 加大黄:前面条文为"湿证肿胀者,渗湿解结汤主之",没有"加大黄"三字。然据医理,大黄可起到引药下行的作用,使水湿从二便排出,故此处义胜。

因湿滞下非大便之燥结,乃大便之湿结也。中上焦证未罢,宜以渗湿和里汤倍槟榔主之。中上焦证已罢,挟热者,宜清其热,固宜猪苓等味;挟寒者,宜温其寒,故宜和里汤加姜附。

湿证阴吹者,渗湿和里汤主之。

前阴失气,谓之阴吹,得之厥阴火旺者居多。兹曰湿证阴吹,则非厥阴火旺,乃因太阴湿盛也。太阴阳虚,湿堆贲幽两门,以致逼入前阴,气走如失也,故宜渗湿和里汤。

湿证结成里痔,坠痛如刺者,渗湿和里汤倍槟榔加姜附主之。

此湿证连绵不愈,以太阴而兼少阴也,故以渗湿和里汤倍槟榔加姜附主之。若认为湿热之证便非。

湿证鼻渊,左胁下微胀者,渗湿解结汤加姜附主之。

此厥阴留饮也,若认为风热之证便非。最后揭此二条,见阳证似阴,阴证似阳。业此道者,不可固步自封也。

总论

外而五运六气,内而五脏六腑,一而已矣。而中州脾胃,实为统辖内外之总权,故湿土一脏,虽该不得木火金水,而木火金水固莫不依此处而化身也。顾湿者阴也,所以升腾其气者,全借乎少阳,少阳领袖群脏,即所谓玄神也。自人饮食居处不能固厥玄神,而邪气遂凑。其由外而内,属诸太阳寒水谓之曰伤寒;由内而外,属诸少阳相火谓之曰温证。伤寒有阴阳,温证亦有阴阳;伤寒有六经,温证亦有六经。本书之作,虽专发湿气一条,究竟湿气浸淫,六经无不周遍,固统伤寒温证,胥在其中矣。读者引而伸之,可也。

《湿证发微》下卷终

寒 温 穷 源

陈其昌 著

《寒温穷源》原序

今之延医者,动曰某为伤寒手,某为温证手。似乎伤寒温证之有分矣。及至登堂诊视,在伤寒家则报曰伤寒,在温证家则报曰温证,似乎伤寒温证之又无分矣。夫寒为阴邪,温为阳邪,原昭垂于宇宙间,而顾听转移于悠悠之口,历千百年未有底止。此非不读书者之过,不善读书者之过也。《内经》平列六气,凡风火暑湿燥寒诸邪,皆有一定形模,丝毫不能假借。乃《热论篇》有曰:"温病者,皆伤寒之类也。"又曰:"人之伤于寒也,其为病热。"盖以六气之邪,在太阳必作寒,在阳明少阳必作热。其言寒言温,即概指六气言之也。仲景祖此意,著《伤寒论》,虽专即风寒立说,而风为阳邪,言风而凡类于风者可推;寒为阴邪,言寒而凡类于寒者可想。是《伤寒》一书,亦活泼泼地之书,非专言寒之书也。前清诸名儒起,以《热论篇》与《伤寒论》为专言寒书,极诋汉晋以来诸名医以伤寒治温证、以温证治伤寒之非,别为温病论说,与伤寒分为乾坤两大扇,遂将此道肢解骨碎,捣成肉糜矣。吾不敢谓寒即为温,温即为寒。但以此二书,为专言寒书,则吾断断乎不之信。夫轩圣岐圣景圣虽往,其所著之书与其所治之人,固依然未往也。吾即其所著之书与所治之人,两两互勘之，觉六气虽有不同之性情，而未尝无或同之位置。位置既同，斯性情之不同者亦胥归于同。此伤寒有类于温证，温证有类于伤寒也。以伤寒治温证宜，以温证治伤寒亦宜也。但寒温互异，晚近来已聚蚊成雷。今欲以一得之见破开千古疑团，诚非易易。虽然圣人之道如日星也，能蔽于一时，决不能蔽于万古。有心斯道者，诚能熟读《内经》《难经》与《伤寒论》等书，便拨云雾见青天矣，而何必以口舌争哉。

民国五年五月上浣获嘉陈其昌兆隆序于仰岐斋之薖[1]所

---

[1] 薖（kē）：宽大的样子。

《寒温穷源》凡例 [1]

一、伤寒能传经，温证亦能传经。譬如雌鸡能飞，雄鸡尤能飞也。但其传经，由外而内谓之伤寒，由内而外则为温证矣。

一、寒温之说，发自仲圣，本有渊源。奈后儒讲经，各是其是，往往数典而忘其祖。今余揭明此道，将寒温二者，说得是一是二，则后世之业此道者，皆得心知其义，而不至以桀之犬吠尧、尧之犬吠桀矣。

一、篇中所言道理，率由心悟，间有与前贤相抵牾者。然余欲扩充此道，非欲与古人争意见也。后之学者，倘亦能匡余不逮，使此道炳如日星焉，则又余之深望也夫。

一、余所著《湿证发微》一书，虽专发湿气一条，然钤定六经说理，伤寒在其中，温证亦在其中，故此篇之作，亦是互相发明，而不欲学者故畦自封云。

一、伤寒由外而内，温证由内而外。识得内外对待的道理，则伤寒温证，万不可以不分。识得内无非外、外无非内的道理，则伤寒温证，可以分，亦可以不分。

---

[1] 原在"《寒温穷源》目录"之后。

一、寒温之性虽不同，而其散在六经，则无不同。散在六经，既无不同，则余所著之《湿证发微》，以之治伤寒可也，以之治温证亦可也，要在神而明之耳。

一、《内经》所列之六气，微乎微矣，然《伤寒论》，即仿乎六气而作者也。《伤寒论》所陈之六经，微乎微矣，然余所著《湿证发微》，即仿乎六经而作者也。书有古今，理无古今。学者倘能即此一斑之理窥之，推之全豹之理，亦不外是。

一、余自幼喜易，尝以人身之阴阳不可知，乃观诸天地而恍然矣。天地之阴阳亦不可知，乃观诸图书而恍然矣。故以图书天地二者之阴阳，定人身之阴阳，有觉其千准万准，不溢一线者，故证候当前，虽未能明如透壁，然已粗识其大概矣。

一、《内经》《难经》《伤寒论》诸书，理皆玄远，兼之简帙浩繁，学者多望洋而叹。余著此二书，非敢谓能集群圣之大成也，特借端指点，俾学者知所趋向耳。

一、天不爱道，地不爱宝，人不爱情，余以公天下为心，故欲以活人济世之愿，期之同人。倘由少数推之多数，在在皆如是用心焉，则岐圣之书，将复明于天下后世，岂曰小补之哉？

《寒温穷源》目录

伤寒温证精粹说 …………………………………… 145

伤寒温证通融说 …………………………………… 145

伤寒温证两分说 …………………………………… 146

伤寒温证合一说 …………………………………… 146

伤寒温证辨似说 …………………………………… 147

冬伤于寒春必病温、冬不藏精春必病温说 ……… 148

温证伏气张长沙本《内经》著有定论、

　　后儒谓纯属时气无有伏气说 …………………… 149

太阳本寒标热治法说 ……………………………… 152

六淫伤本寒[1]伤标热其中错综变化之精粹说 …… 153

太阳少阴密切之关系与其初病寒热说 …………… 154

《伤寒论》书后 …………………………………… 155

寒经认为寒气俗说惑人说 ………………………… 158

辛温辛凉解表说 …………………………………… 159

寒气寒经折衷一是说 ……………………………… 161

伤寒解表折衷一是说 ……………………………… 162

六气传经之精粹说 ………………………………… 163

---

[1] 六淫伤本寒：原作"六淫伤本寒六淫"，据正文改。

六气伤表之精粹说 ……………………………… 164

时气伏气辨惑说 …………………………………… 164

伤寒名同实异说 …………………………………… 165

伤寒温证传经之浅显说 ………………………… 165

解表而表不解说 …………………………………… 166

五行阴阳各具说 …………………………………… 166

朱丹溪养阴说书后 ……………………………… 167

斑疹痧痘治法说 …………………………………… 168

人身阴阳通于天地图书说 …………………… 169

少阳相火有二种说 ……………………………… 170

阴阳开阖说 ………………………………………… 171

伤寒言足不言手说 ……………………………… 171

天人合一说 ………………………………………… 172

寒 温 穷 源

获嘉陈其昌兆隆著　同里贾道中达五校阅

伤寒温证精粹说

六气由外而来,便谓之伤寒。伤寒者,时气也。六气由内而发,便谓之温证。温证者,伏气也。夫六淫岂必皆寒,但既伤在外之太阳,便皆作寒。六淫岂必皆热,但既附在内之少阳,便皆作热。然伤寒有寒亦有热,温证有热亦有寒,不得隘以窥之也。何者?以湿燥寒来伤寒,固谓之正伤寒;倘以风火暑来伤寒,则谓之杂伤寒矣。杂伤寒者,即桂枝青龙香薷等证也。以风火暑来酿热,固谓之真温证。倘以湿燥寒来酿热,则谓之假温证矣。假温证者,即湿温瘟疫等证也。顾伤寒时气也,未必无伏气与乎其间;温证伏气也,未必无时气冒乎其上。故不知寒温之理者,二者不可以不分;晓得寒温之理者,二者可以分,亦可以不分。

伤寒温证通融说

本是温证,而却冒有伤寒之皮相,治以麻桂青龙,谓之以寒治温。本是伤寒,而却藏有温证之内溃,治以防风通圣,谓之以温治寒,表里双解,寒热并用,何必不是长沙家法。后之贤者,笑为混乱,别立赤帜,似乎前车既覆,不必故辙之复蹈矣。奈温证初来,陈拟以麻杏石甘,吴拟以桂枝。喻氏温证三例,亦谆复于解表温经,笑人辛温,反自蹈辛温,总是寒之一字,芥蒂其心,故持论骑墙也。余特拔其芥蒂,使寒温治法两融,何至桀犬吠尧、尧犬吠桀乎。

伤寒温证两分说

时气便谓之伤寒,湿燥寒为寒,风火暑亦寒,以其属太阳寒水也;伏气便谓之温证,风火暑为温,湿燥寒亦温,以其属少阳相火也。既属太阳,其气全在地上,脉来必浮;既属少阳,其气半在地中,脉必不能浮。太阳为诸经顶上之圆光,譬如雨露之降,必先落在头上;少阳为诸经引火之炸炭,譬如盖砖既揭,火星必为之齐飞。太阳亦有热邪,但现在太阳甲里,譬如热物投之冰室,热亦暂寒矣;温证亦有寒邪,但现归少阳掌握,譬如凉物放在火盆,凉亦化热矣。治伤寒于未传经之时,只宜温散。待到传经,看其传在某经,即从某经讨生活。治温证于邪未溃之时,只宜凉散。待到邪溃,审其溃在某脏,即从某脏辨理由。伤寒为邪自外来,如需之云上于天;温证为邪自内发,如豫之雷出地奋。一水一火,昔贤劈为乾坤两大段,其此意也夫。

伤寒温证合一说

今试置一水于此,语人曰此中有火,人未必不瞿然惊。且置一火于此,语人曰此中有水,人未必不愕然骇。

然亦不必惊,不必骇也。阴证变阳,非阴在此阳来变之,阴之中自有阳也。阳证变阴,非阳在此阴来变之,阳之中自有阴也。所以然者,天下之物,莫不有太极。太极者,阴阳也。天一生水,必兼地六所成,水乃完其为水。地二生火,必兼天七所成,火乃成其为火。使但指生水者为水,生火者为火,是犹父母共生一子,但知其为父之子,不知其亦为母之子也。有是理乎?晓得此说,则吾所谓伤寒温证合一者,不烦言而解矣。时气谓之伤寒,伏气谓之温证,部位不同也;寒邪谓之伤寒,热邪谓之温证,性质不同也。顾伤寒固为时气,时气未必不藏有伏气;温证固为伏气,伏气未必不冒有时气。伤寒固为寒,寒未必不夹热;温证固为热,热未必不夹寒。然此犹就其一彼一此,对待者言之也。伤寒固为时气,由表入里,时气无异伏气;温证固为伏气,由里达表,伏气无异时气。伤寒为寒,阴极阳生,寒转为热;温证为热,阳极阴生,热转为寒。移步换形,二者虽有定名,何有定气乎?余以为伤寒有六经,温证亦有六经;伤寒有六淫,温证亦有六淫。初起时之脉之证,合乎伤寒,即以伤寒治之;合乎温证,即以温证治之。但初起之脉证可定,传变之脉证难定。难定而欲有以定之,惟不执其死格之寒温,只论活法之阴阳。晓得阴阳活法,伤寒治以温证可也,温证治以伤寒亦可也。

伤寒温证辨似说

或曰:温热治法,昔贤用辛温解表,时贤用辛凉解表,二说孰胜?余曰:汉晋诸贤,温证初起,无汗用大青龙汤,有汗用桂枝汤，是以伤寒治温证也。嗣后刘河间作双解散，统治四时温证伤寒，是以温证治伤寒也。本朝吴鞠通辈，力斥其非，遵照《内经》，改用辛凉矣。余以为晓得个中道理，以伤寒治温证可，以温证治伤寒亦可也；晓不得个中道理，以伤寒治伤寒非，以温证治温证亦非也。或曰：伤寒温证，同与不同与？余曰：同而不同，不同而同也。六气由外而来，不曾有伏气与乎其间，谓之曰伤寒；六气由中而发，不曾有时气与乎其间，谓之曰温证。然时气之伤寒即伏气之温证，伏气之温证即时气之伤寒。故明于伤寒者，即能治温证矣；明于温证者，即能治伤寒矣。或曰：伤寒温证，其究竟固无不同矣。初学欲业岐黄，当从何问津乎？余曰：伤寒治法，遵照《伤寒论》，无庸言矣。温证多端，大要分为两种：温为冬不藏精之温，是为纯阳无阴，吴氏《条辨》，自是千古不磨；温为冬伤于寒之温，是为阳中兼阴，余所著《湿证发微》，窃愿持以问世矣。然善治者治皮毛，伤寒始发，当言风寒两途。温证初来，宜辨燥湿两种。熟读《内经》，兼择百家，何患无门径乎？或曰：六淫在外为伤寒，果绝无温证者乎？六淫在内为温证，果绝无伤寒者乎？余曰：在外固有温证，而为无伏气之温证；在内固有伤寒，而为直中之伤寒。然温冒以寒，则仍为伤寒；寒郁为热，则仍为温证。为寒为温，神而明之，存乎其人矣。

冬伤于寒春必病温、冬不藏精春必病温说

《内经》云：重阴必阳，重阳必阴。即继之曰冬伤于

寒春必病温,是言温病之定有伏气,不得谬言无伏气也。张长沙虽有温论,奈寥寥数则,未曾透发其义,以致后之谈经者,言人人殊。汉晋以来,讲冬伤于寒句,谓贫家奔走之子,冒寒作劳,劳积热发,周身经络,都从温化,来春阳盛,遂引之而动矣。据此说来,只得谓之冬伤于热而已矣。且谓贫家奔走作劳,春必病温,彼富家不奔走作劳,遂不病温乎?本朝诸儒,以其说之费解,改诠冬伤于寒,为冬不藏精之互词,将两项纽作一串,恐亦非经之本旨也。余以为冬伤于寒春必病温,与冬不藏精春必病温,不必纽作一串。可以此两项,作为温证两大头脑,即如仲景作《伤寒论》以风寒二者,作为两大头脑也。呜呼!轩岐往矣,断不能起之九泉,而问其如何解说。但轩岐往,其所治之人未往也。余即所治之人,悟所治之法。古人有知,当乐引余为同调矣,反古云乎哉?

温证伏气张长沙本《内经》著有定论、后儒谓纯属时气无有伏气说

寒温两邪,为医林疑窦,古今大惑。自张长沙作《伤寒论》,渊源于《内经》,亦不拘泥于《内经》,将伤寒一证,说得千变万化,莫可端倪。后世言寒者,靡然信从,莫敢狂吠。温热一证,长沙未有全书,海内医士,纷纷异论,迄今未有底止。汉晋以来,温证治法,率祖《伤寒》,以《伤寒》之书,言寒亦兼言热也。后世儒医叠出,谓《伤寒》治寒,不可治温。刘河间首创热病论,吴又可亦有瘟疫论,吴氏鞠通著《温病条辨》,各欲拔戟自成一队。所可异者,

讲冬伤于寒,春必温[1]病句。谓冬伤于寒,即伤于寒水之经,乃冬不藏精之互词,竟谓寒气栗烈,断无可伏之理。呜呼!以命世大儒,而为此悖经之说,吾不知其何说也!喻嘉言温证三例,以冬伤于寒春必病温,主三阳;冬不藏精春必病温,主少阴。既冬伤于寒,又冬不藏精,同时并发,谓之两感,似乎稍有揣摩,惜乎其言之未畅也。余以为,冬伤于寒春必病温,为阳证夹阴之温;冬不藏精春必病温,为纯阳无阴之温。所以然者,人身如小天地。天地之气,由厥阴而少阴而太阴,而阳明而太阳,往而复还,还而复往,全赖一少阳之气,为之留贯于其间。经所谓凡十一脏皆取决于胆也。时当盛寒,少阳之气,盘伏于九重渊底,如奇花初胎,婴儿未孩,待到斗柄回寅,阳气由内转外,历阶而升千形万状,始罗列于地上矣。冬伤于寒者,寒气伏于骨髓,由寒壅湿,必弥漫于太阴,周身经络,早从湿化,但阳气太微,未能和盘托出。春月发陈,湿气随热气而动,于是舌苔滑白、胸膈痞闷、头目眩运、肢体怠惰,诸太阴证纷来矣。冬不藏精者,虽不必有寒气之存,而未尝无燥气之存。何者?精者水也。水精不藏,燥气自加,燥气既加,自归阳明。周身经络,都从燥化。春月发陈,少阳之气本甚鸱张,燥气再与比和,譬如炎炎之火,委以干槁之柴,欲其不燎原也得乎?夫均一少阳也。发于太阴,则为阳证夹阴,即俗所谓湿温也。发于阳明,则为纯

---

[1] 温:原作"瘟",据《素问·生气通天论》"冬伤于寒,春必温病"改。

阳无阴,即俗所谓温热也。湿温宜兼扶其阳,温热宜专理其阴,鞠通治法,为不谬矣。然吾所以不甚满意者,以其平列六气,定执四时以求病,竟如刻舟而求剑也。夫刻舟求剑而能治病乎哉?或曰:据子所言,湿温证夏秋固多,春冬亦有之。温热证春夏固多,秋冬亦有之。当就人之身论证,不当拘天之时论证矣。但温证多端,此二者遂能包扫一切乎?余曰:湿温证为阳证夹阴,夏月之暑温,秽湿之瘟疫,都包在此证中。温热证为纯阳无阴,春月之风温,夏月之温疟,都包在此证中。治温晓得此两种,虽万变不离其宗矣。但温热治法,陈氏、吴氏率能推阐无遗。湿温治法,间有未中肯綮。余故穷源竟本,透发经旨,为千古大开疑窦。虽曰一得之见,未免有悖前贤。然孔子系易,不必尽本羲文;仲景作论,不必尽泥岐黄。发前圣

所未发,正欲备前圣所未备,岂忍人云亦云,听天地间有遗理乎哉?或曰:湿温治法,吴陈两家未甚中肯,亦有说乎?余曰:张长沙著《伤寒论》,阳明证时时顾人津液,少阴证时时顾人元阳。阳证顾阴,阴证顾阳,自是平和正论。况湿温之证,太阴证也,外虽有热,不过为少阳之傀儡,偏治其湿,而其热自罢。陈氏阐明此证,沾沾以顾津液为说。吴氏虽无此说,其于阴阳夹杂等证,率用刚柔两平,未知讨巧治法。是则不合鄙意焉尔。或曰:温证亦有表乎?余曰:六经皆有表,六气亦皆能伤表。惟太阳寒水,为六经之总表。无论为伏气、为时气、为阳证、为阴证,但观其现在见证,有太阳寒水情状,便可先和其表,表证既罢,再随势和其里可也。

太阳本寒标热治法说

六淫伤及本寒谓之伤寒,六淫伤及标热亦谓之伤寒,以太阳标本虽皆具,而标之热,固统于本之寒也。今试即其义而推广言之,本寒而遇湿燥寒,是寒与寒合,解表宜用专剂;本寒而遇风火暑,是寒与热合,解表宜用兼剂;标热而遇风火暑,是热与热合,和表宜用专剂;标热而遇湿燥寒,是热与寒合,和表宜用兼剂。以寒遇寒,谓之水归其壑;以寒遇湿,谓之土反其宅;以寒遇燥,谓之母从其子。合邪不同,治法则同,以其眷属一家也。以寒遇风,谓之风行水上;以寒遇火,谓之水火未济;以寒遇暑,谓之火来乘水。合邪不同,其治法亦不同,以其不眷属一家也。以热遇火,谓之离明两作;以热遇暑,谓之土润溽暑;以热遇风,谓之木来生火。合邪不同,治法则同,以其眷属一家也。以热遇湿,谓之热湿交争;以热遇燥,谓之冰炭相反;以热遇寒,谓之炎凉异性。合邪不同,治法亦不同,以其不眷属一家也。夫太阳为诸表之总表,任诸气天翻地覆,总以此一点,为顶上之圆光。故以太阳而遇少阴,谓之太阳少阴;以太阳而遇太阴,谓之太阳太阴;以太阳而遇厥阴,谓之太阳厥阴;以太阳而遇少阳,谓之太阳少阳;以太阳而遇阳明,谓之太阳阳明。故人能晓得太阳面目,六经治法,皆在圈缋中矣。或曰:风寒传经,《内经》一日两日等说,具有明文。温证传经,作如何形状? 余曰:《内经》所言,是概言夫经气,非决言病气也,究竟或循经而传,或专经不传,或越经而传,固未可按图以索之也。温为阳邪,犹之风也;湿为阴邪,犹之寒也。初起倘有头痛恶寒等证,遵前法一药便愈。万一邪气不服,或循经而传,或越经而传,或专经不传,察其所窜何经,即从某经中讨生活,不必计日算证也。余曾记《运气诀》云:"病若不是当年气,看与何年气运同,能从某年参活法,方知都在至真中。"观此愈知时日之不必拘矣。

六淫伤本寒伤标热其中错综变化之精粹说

人身之躯壳,浑浑沦沦,包裹于外者,太阳也;宇宙间之地球,浩浩渺渺,磅礴于外者,亦太阳也。人身之太阳不可知,天地之太阳则可见。观天地之太阳,便知人身之太阳矣。气之逼近于天者,荒荒凉凉,寒气最是难耐,所谓本寒也。气之附近于地者,虽亦为寒,尚非甚寒,宛若有煦和之气者,所谓标热也。此热与少阴本热,其间不能以寸,然只得谓之太阳,而不得谓之少阴也。今试置一缸寒水于此,取一寒石投之固寒,取一热饼投之亦寒。盖寒气当权,寒邪到此化寒,热邪到此亦化寒。此六淫伤本寒之说也。今试置一缸热水于此,取一热饼投之固热,取一凉石投之亦热。盖热气当权,热邪到此化热,寒邪到此亦化热,所谓六淫伤标热之说也。世人只知寒邪传经,不晓热邪传经,且其言传经也,泥于一日二日等说。如摇铃家,习为口头学问,大言欺人,岂知《内经》详言病气,并及经气,示人以经气病气之相值与不相值,从中寻一讨巧治法,非徒令人计日算证也。以愚意论之,传经不宜计日数,惟宜论阴阳。其人素偏于阳,邪即从阳化;素偏于阴,邪即从阴化。水流湿,火就燥,不啻烛照数计而龟卜矣。何必以日数决之乎?虽然六气之伤本寒与标热,余前说备言其形状矣,但条件繁多,不得其要领。或有炫惑莫定者,试再取前说而约略言之。彼阴与阴合,阳与阳合,不必论也。若阴中有阳,阳只为些须之阳,则只略平其阳,如桂枝汤之用杭芍;若阳中有阴,阴只为些须之阴,则只略治其阴,如麻杏石甘之用麻黄。万一反客为主,阴中有阳,阳为壮阳,即如一缸冷水变为热水也,自宜重平其阳;阳中有阴,阴为盛阴,即如一缸热水变为冷水也,自宜重暖其阴,变寒化热,随时制宜。故曰:晓得个中道理,以伤寒治温证[1]可,以温证治伤寒亦可也。

太阳少阴密切之关系与其初病寒热说

太阳寒水,本寒标热。譬如人在天地,南向而立,头顶北斗,脚踏南斗。北斗出地三十五度,其位最高,与水宿玄武为邻,其气极寒;南斗入地三十五度,其位极卑,与火宿朱鸟为邻,其气极热。两极相对,蝉联一气,非画疆而王也。但即其北而数之,则本寒而标热,即太阳气也;即其南而数之,则本热而标寒,即少阴气也。即两两互根言之,则寒中有热,热中有寒,即太阳少阴之中气也。夫寒热只一般寒热,部位却有两般部位。部位既有两般,故

---

[1] 证:原作"症",据后文"以温证治伤寒亦可也"改。

邪之由表而来者,虽有里面诸寒热,总属表之里;邪之由里而发者,虽有表面诸寒热,总属里之表。如咳噎而喘,呕渴而满,里证也,但解其表而里自罢,小青龙是也;四肢沉重疼痛,表证也,但温其里而表自和,真武汤是也。然里面之寒热易明,表面之寒热难认。太阳本寒,以湿燥寒来伤寒,以寒助寒,而必恶寒;以风火暑来伤寒,以热激寒,而亦必恶寒。二者初头虽寒,移时便不寒。彼麻黄证之或已发热、或未发热,桂枝证之啬啬恶寒、翕翕发热,可验也。万一反客为主,风火暑之气太重,将太阳之本寒包扫一切,周身经络皆从热化,则是太阳中火,不得谓之太阳伤寒也。学者亦晓其理焉可也。

《伤寒论》书后

太阳寒水为十二经之表之一大总表,其气与天地相往来,脏腑相流通,外邪能干之,内邪亦能干之,故为风为火,为暑为湿,为燥为寒,以及饮食起居诸邪气,莫不如蝇之攒,如蚊之集,纷至沓来,于无何有之乡,非具一缕清思,而欲定证于走马观花,断断乎其难也。仲景《伤寒》为方书之祖,发挥轩岐奥旨,如尧舜之后生一孔子,其人千古不可无一,不能有二也。奈世远年沿,编残简断,笺注之家,千千万万,将此书捣成肉泥,莫有指归,书名寒字,竟成千古疑窦。有作寒水之经解者,有作寒水之气解者,纷纷论辨,聚蚊成雷。余以为书名寒字,可诠作寒水之经;篇内寒字,可诠作寒水之气。夫均一寒字,而分为两解,毋乃创甚,而非创也。盖综观于天地之远,人身之近,古训之明,而有以知其说之必不谬也。大都六气在表,皆能令人作寒,湿燥寒为寒,风火暑亦寒也;六气在里,皆能令人作热,风火暑为热,湿燥寒亦热也。《素问》曰:"人伤于寒,其为病热。"《难经》曰:"伤寒有五,有伤寒,有温热,有风温、暑温、湿温。"可见《伤寒》原为外感之书。外感者,感于外之六气也。六气者时气也,时气即寒气也,顾以时气为寒气,亦必说明其所以然之故。太阳为寒水地方,六气到此,皆化作寒,故皆谓之伤寒也。世人不晓个中之故,遂疑专为寒邪而作。彼世之齷齪者无论也。即如吴氏鞠通,明知太阳中风与太阳伤寒不能牟尼一串,乃解风字为西北栗烈寒风,欲强纽风作寒。夫果风亦为寒,仲景何不概主以麻黄汤,而必别作桂枝汤耶?且鞠通著《温病条辨》,已指风为阳邪矣,至此又定为阴邪,非矛盾而何?陈修园晓得天地气运,其《注伤寒》[1]一书,专就气运上谈理,可谓独具只眼,奈又作《伤寒串解》[2],将寒证纽成一串,自以为能把伤寒熔成汁、倾成锭,如铁板锭钉也。岂知轩岐以后前四大家,后四大家,非不名噪一时,而推仲景为圣人,正以其书活泼泼地,不肯专就一方谈理也。倘如此说,名为宗仲景,而实诬仲景矣。仲景之书,亦是遵照《内经》,平列六气。但他人遵经,率多拘泥;仲景遵经,颇善斡[3]旋。《伤寒》传经一说,《内经》

---

[1]《注伤寒》:指《伤寒论浅注》。

[2]《伤寒串解》:指《伤寒医诀串解》。

[3] 斡:原作"幹"[干(gàn)的繁体字],文意欠通,据前后文意改。

只言热邪,仲景并言及寒邪,说得变寒化热,天花乱坠,虽不遵经,实善遵经也。后世泥于寒之一字,以伤寒为言寒书,温湿暍为言热书,竟以此作为乾坤两大扇,呜乎!伤寒果皆寒也哉?温湿暍果皆热也哉?或曰:平分六气,便当按六气论治,乃风主以桂枝,寒主以麻黄,温主以麻杏石甘,湿主以羌活胜湿,暍主以香薷,一概主以辛温何也?余曰:六气虽不同,而其伤在寒水则同也,辛温正所以散其寒水也。或曰:邪在寒水,概以寒水治之;邪在君火,亦概以君火治之乎?余曰:然也。但寒水之太阳,有本寒,有标热,虽同为表,而深浅不同。君火之少阴,有本热,有标寒,虽同为里,而炎凉互异。犹之阳明燥火也,而亦有寒;太阴湿寒也,而亦有热。少阳有寒热往来,厥阴有厥热胜复,泥一端以求之则非矣。或曰:同此一气,而有从阴从阳之不同,何也?余曰:文王改先天为后天,欲握重于后天也。后天者,中气也。中得其平,东西南朔,胥得其平。若中偏于寒,则邪从寒化,由太阴而少阴矣;中偏于热,则邪从热化,由太阴而少阳矣。少阴水也,水能生木,必并见足厥阴诸寒证;少阳火也,火生于木,必并见手厥阴诸热证。晓得此理,何必以伤寒为寒,温证为热乎?或曰:据此说来,天地之气竟不分阴阳乎?余曰:余非谓天地不有阴阳,正言出入造化者,当活看阴阳也。或曰:《湿证发微》专发湿邪一条,岂活看之义乎?余曰:余专言湿证,犹仲景作《伤寒论》专言风寒也。风寒有六经,温湿暍岂无六经乎?风寒之气能传经,温湿暍之气岂皆土鸡¹乎？余举示以此，正欲学者隅反。譬如游大海之指南，既能识南岂不能识北，既识南北岂不能识东西？但难为不读书者道也。

寒经认为寒气俗说惑人说

总六淫为伤寒，人多不了了者，亦不过以风火暑之为热也。岂知风火暑为热，太阳寒水则为寒，热来加寒，便是热中有寒。治寒以桂枝，便是治寒不远热；治热以白芍，便是治热不远寒。虽曰仲景之法，亦是《内经》之法也。夫风火一气也，知风便知温与暍矣。温伤太阳，暍伤太阳，仲景详其法，未出其方，殆引而不发之意云尔。本朝名儒，宗仲景桂枝汤，温拟以麻杏石甘，暍拟以香薷，其法之妙，不亚桂枝，乃法祖乎仲景，惟于伤寒寒字不敢丝毫异议，且为之支吾躲闪，勉强附会，非畏仲景也，畏俗说也。夫以俗说之故，致使千古豪杰，一齐俯首。俗说之溺人何如乎？《伤寒》一书，总言六淫之书也。《内经》言六经，法极精详，《伤寒》则精详之中又精详。说得六经变化，如欢龙活虎，奈世远年沿，拘文牵义，囿于俗说，竟使仲景欢龙活虎之书，成为土鸡瓦犬，莫能四达不悖，是诚天地间一塞会也。余束发受书，曾闻先严曰："习医不晓《伤寒》，终庸医也。"乃捧读《伤寒》，兼采诸儒注说。其中捏风作寒，虽亦各有成说，于理终觉未畅。嗣后沉潜《内经》，乃晓然于天地阴阳，原是牟尼一串，割裂视之不

---

¹ 土鸡：用泥捏的鸡。比喻徒有虚名而无实用的东西。

得也。顾吾思诸儒，皆命世豪杰，综观各家全集，类皆能登仲景之堂，而食其精粹者，所遗者特肤末焉耳。如食瓜然，诸儒扒其瓤，余并劈开其皮，庶几仲师佛灯，再照人间。诸家论说，胥归和平，医林中永不闻聚蚊之雷矣。或曰：皮面既去，里面精粹如何？余曰：里面精粹，即传经也。余尝谓邪气传经，如堪舆家之寻龙，有随地而变之龙，有到底不变之龙。其随地而变者，在伤寒，如邪到阳明便为阳明证，邪到太阴便为太阴证；在温证，如邪伤太阳便为太阳温证，邪伤阳明便为阳明温证。其到底不变者，在伤寒，如邪偏于阳始终皆传阳经，邪偏于阴始终皆传阴经；在温证，如水附于肝便谓之肝水，水附于心便谓之心水。盖皮毛既去，劈肌折里，无不迎刃而解。或曰：据此说来，温证亦列在伤寒中矣，乃经又有温证之说，何也？余曰：六淫之即时而发者，谓之伤寒。六淫中里，未能即发，必待他日而后发，则谓之曰温证。故经曰温病者，皆伤寒之类也。或曰：六淫传里皆作热，何也？余曰：太阳标热，与少阴本热，阳明燥热合化为病，故作热也。其有不然者，必其人三阴蓄有久寒矣。故《内经》论传经，但言热不言寒也。或曰：《内经》言热不言寒，仲景作《伤寒论》言热兼言寒，毋乃反经与？余曰：此正其所以为仲景也。使仲景依样画葫芦，则亦诸家模棱之说也，何以为仲景乎？

辛温辛凉解表说

汉晋以来，伤寒温证和表，率用辛温。本朝名儒踵起，兼用辛凉，后学乃莫知所适从矣。余欲举其所以然之故，倾囊倒箧[1]而出之，与同心人共质焉。如天地间都是和气，阴与阴合，阳与阳合，和也；阳来和阴，阴来和阳，亦和也。天地间都是戾气，阴伤夫阴，阳伤夫阳，戾也；阳来伤阴，阴来伤阳，亦戾也。夫天地间之和气，吾无论焉矣，试专即天地间之戾气言之。六气有太阳寒水经也，寒湿伤之，是为同类之伤；风热伤之，是为异类之伤。同类来伤，则有以助其寒水之气而头痛恶寒；异类来伤，则有以激其寒水之气而亦头痛恶寒。助其寒而恶寒，宜辛温解表，麻黄汤是也。激其寒而恶寒，亦宜辛温解表，桂枝汤是也。倘太阳本寒，兼见太阳标热，则温而兼凉，大青龙汤是也。张长沙著《伤寒》后，世医于温证初起，无汗用大青龙等汤，有汗用桂枝汤，皆温兼以凉。吴鞠通著《温病条辨》，恶寒用桂枝汤，不恶寒用银翘、桑菊等汤，亦温兼以凉。可见太阳本寒证多，辛温表散何疑；太阳标热证多，辛凉清解亦妙。前圣固可师，后贤亦何必不可法乎？

或曰：太阳之标热，合以少阴之本热，作如何主治？余曰：此表里合热也，宜银翘散合黄连阿胶汤主之。或曰：太阳之标热，合以阳明之燥热，作如何主治？余曰：此亦表里合热也，宜银翘散合白虎汤治之。或曰：三热之脉不同与？余曰：太阳标热表热也，其脉必浮。少阴本热、阳明燥热，其热在里，脉必不能浮也。或曰：三证之热有辨与？余曰：太阳标热，翕翕发热也，摸之虽热，按之则似不

---

[1] 箧（qiè）：小箱子。

热矣。少阴本热,心烦必甚。阳明燥热,口渴必甚,兼以他证辨之,则了然矣。或曰:里有结热,外现头痛恶寒,作如何主治?余曰:破其结热,而诸证自罢。或曰:里有结寒,外现头痛恶寒,作如何主治?余曰:破其结寒,而诸证亦罢。太阳诸表之一大总表也。其为有表无里之表,则但和其表,勿动其里;为表主乎里之表,和其表即所以和其里;为里犯乎表之表,和其里即所以和其表。学者能识得治表一法,思过半矣。

寒气寒经折衷一是说

《伤寒》之书不明于天下也,千有余年矣。伤寒寒字,有指为寒水气者,有指为寒水经者,千古聚讼,莫有指归。余以为诠作寒经,较为圆稳,使诠为寒气,直是此书专为寒邪而发,开端便当曰太阳伤寒,先言中风何为乎?且篇内明有病发于阳、病发于阴等句,强纽风作寒,不几诬圣言乎?且呼时气为伤寒,在轩岐作《内经》之时为然,扁鹊作《难经》之时为然,仲景作《伤寒论》之时为然,即至今虽妇人孺子,亦呼时气为伤寒。如曰里巷俗语,未足深信,彼轩岐等,皆医中圣人,岂非确有可信者乎?夫邪在外必作寒。经曰:"温病者,皆伤寒之类也。"是言六淫热气,皆从寒水而来也。邪在里,必作热。经曰:"人之伤于寒也,则为热病。"是言在经寒邪皆传里而化热也。是由轩皇历二帝三王,以及汉魏数千余年,莫不呼时气为伤寒矣。奈何至于今而狂吠不休乎?彼岂不曰伤寒原以扶阳,一有热邪,则辛温扶阳之法,说不去矣。然麻桂之中,佐以芍膏等味,则何意乎?吾儒穷经,原宜凭理,明知其理之不可从,而犹隐忍以从之,不几于掩耳盗铃乎?且吾之为此说,虽曰骇俗,实欲宗经,经旨既合,则与病机亦合矣。如湿燥寒之伤本寒,以寒遇寒,是为纯寒,即以麻桂等法治之可也。风火暑之伤标热,以热遇热,是为纯热,即以银翘等法治之可也。惟湿燥寒之伤标热,风火暑之伤本寒,为寒中有热,热中有寒,以麻杏石甘等法治之可也。既不悖于古训,亦不违于时宜。俾千古疑窦,一旦而开,岂非此道中一大快事乎!?

伤寒解表折衷一是说

表之为说难以哉!仲景著《伤寒论》,详言风之伤卫,未曾言寒之伤荣。后之著书者,以风卫寒荣并举,以为阳还伤阳,阴还伤阴,亦知理之言。但荣行脉中,卫行脉外,以桂之冲和者,反治在外,麻之迅升者,反治在内,其说似不甚合矣。后柯韵伯、陈修园等,以其说之欠圆,合风寒而为一,不论邪之性质,惟论病之部位。邪在肌腠,便治以桂枝;邪在皮毛,便治以麻黄。使麻外桂内,较前说似为稍胜。然风为阳邪,寒为阴邪,合阴阳而混以施之,恐亦非仲景之本旨也。夫天下之理有万,析之原不厌其烦;吾心之理本一,合之乃能尽其大。风为阳邪,固能伤卫。伤卫者,伤夫卫之气也,即《内经》所谓热伤气之义也。寒为阴邪,亦能伤卫。伤卫者,伤夫卫之形也,即《内经》所谓寒伤形之义也。惟其所伤在气,故只作身体寒热;惟其所伤在形,故并使筋骨疼痛。以桂之冲和者,治其有汗之虚邪；以麻之迅升者，治其无汗之实邪，岂非性质不杂，部位亦不乱耶？愿并以告世之善治伤寒者。

六气传经之精粹说

六气传经，《内经》分有数种，要而言之，不过曰表里传、克贼传而已。表里传者，如一传太阳，二传阳明，鱼贯而入之传也。克贼传者，如肺病传肝，肝病传脾，不间脏之传也。大凡病之轻者，率表里传；病之重者，率克贼传。表里传，则人身之脏器为主，而邪为奴；克贼传，则天地之邪气为主，而脏为奴。然再视缕言之，克贼传，固为正不敌邪；表里传，亦为正不敌邪。病虽有轻重，而其元气之伤则一也。人身如小天地，天地之气有运行、有克贼，人身之气亦有运行克贼。故运气钤法，棺墓图局，以及河图等书，学者万不可不明其理。然不晓身之经络脏腑，药之君臣佐使，徒高谈天地阴阳，亦未免言大而夸也。《伤寒》一书，讲六气传经之书也。阳邪率传阳经，阴邪率传阴经。如水火然，既为水邪，其气必自上而下；既为火邪，其气必自下而上。万一下之水腾于上，必其下先有水；火之邪陷于下，必其上先有火。然亦有通体皆水，而不无爝火[1]之犹存；通体皆火，而不无支饮之微结。业斯道者，亦通盘打算，审其元窍而已矣。

---

[1] 爝（jué）火：小火。

六气伤表之精粹说

六气伤寒,便谓之寒,亦不过就其现在情形,大概言之也。究竟六淫之性质不同,其有无兼气不同,其落在太阳甲里,深浅不同也。病之初来,惟审其脉浮,头痛恶寒,便知是太阳本寒的证。麻桂二汤,酌而用之可也。兼三阳,温散之中加清凉;兼三阴,温散之中兼温补。其或绝不见恶寒等证,而惟见脉浮头痛发热等证,则是太阳标热,非太阳本寒也。热与热引,少阴本热,阳明燥热,必来与附和。其心烦少阴证多者,清解之中加苦寒。其口渴阳明证多者,清解之中加甘寒。然太阳寒水也,水乐与湿合,不乐与燥合,亦本地亲下之义也。故两太合邪,兼见舌苔滑润、胸膈痞闷等证,余所制渗湿和表汤,自是此证妙品。要之,太阳本寒表不寒,惟确见有脉浮、头疼恶寒诸寒证,方可从寒证中讨生活。如曰:六气伤寒,皆谓之寒,不妨概以寒治之也,不几如刻舟求剑也哉?

时气伏气辨惑说

或有问于余曰:六淫之感冒于外者,固皆谓之伤寒矣。六淫之直中于中者,其谓之何? 余曰:寒者谓之寒中,热者谓之热中。但即时而发者,则仍谓之时气。其不即时而发者,则谓之伏气。或曰:六淫之伏于中者,皆随天地之阳而发乎,抑不皆随天地之阳而发乎? 余曰:有随天地之阳而发者,亦有不随天地之阳而发者。如冬伤于寒,先夏至为病温,后夏至为病暑,是随天地之阳而发也。若夏伤于暑,秋为痎疟;秋伤于湿,冬生咳嗽,是不随天地之阳而发也。然其人虽无天地之阳,而未必无本身之阳。何者?寒湿不能自动,其动焉者,皆少阳之气为之也。或曰:少阳能动之,少阳不能胜之乎?余曰:少阳能胜之,则为热胜于湿;不能胜之,便为湿胜于热矣。医者亦随其湿热之势治之可也。

伤寒名同实异说

太阳寒水,本寒标热,然标统于本。故六气之伤人,不谓之伤热,而皆谓之伤寒也。湿燥寒之伤寒,谓之同类伤寒;风火暑之伤寒,谓之异类伤寒。秋冬之伤寒,谓之正格伤寒;春夏之伤寒,谓之奇格伤寒。本寒之伤寒,谓之本气伤寒;标热之伤寒,谓之标气伤寒。三阳之伤寒,谓之阳伤寒;三阴之伤寒,谓之阴伤寒。内伤之伤寒,谓之类伤寒;外感之伤寒,谓之真伤寒。伤寒名同实异如是。

伤寒温证传经之浅显说

六淫之气,气也。脏腑之气,亦气也。气与气相往来,犹人与人相往来也。六淫自表传里,由太阳而阳明、而少阳、而太阴、而少阴、而厥阴同也;六淫自里传表,由厥阴而少阴、而太阴、而少阳、而阳明、而太阳亦同也。但表里之部分虽同,阴阳之性质不同。风火暑为阳邪,阳邪乐传阳经;湿燥寒为阴邪,阴邪乐传阴经。何者?本天亲上,本地亲下,亦各从其类也。世之人推不开寒字藩篱,谬谓伤寒传经,温证不传经,是谓雌鸡能飞、雄鸡不能飞也。有是理乎?

解表而表不解说

经云:"善治者治皮毛。"皮毛者,外而天地,内而脏腑,升降往来之一大总场也。故解表者,有晓不得六淫性质,妄以阳治阴,以阴治阳而不解者。有认不得内外情状,妄以表治里,以里治表而不解者。有表邪太重,病重药轻而不解者;有表邪本轻,发散太过而不解者。间有阳气衰败,不能作汗而不解者;阴精消蚀,不能酿汗而不解者。邪气太盛,得病便是坏证,令人措手不及而不解者。前诸不解,属乎人也。后诸不解,属乎天也。解表者,亦尽乎人,听乎天而已矣。

五行阴阳各具说

今之论五行者,莫不曰水阴也,火阳也,木阳也,金阴也,土则阴阳两平也。夫谓土为阴阳两平信矣,而以阴阳分属木火金水则不察之言也。天下之物,莫不有阴阳,况木火金水之昭昭者乎? 水为天一所生,地六所成,气阳而质阴也。火为地二所生,天七所成,气阴而质阳也。木为天三所生,地八所成,气阳而质阴也。金为地四所生,天九所成,气阴而质阳也。人但即天地之所成者论阴阳,而不兼即天地之所生者论阴阳,直谓之不知阴阳而已矣。或曰:河图左旋为木火阳也,右旋为水金阴也。然则图说非欤？曰：左旋为阳，而春为厥阴肝木用事，夏为少阴君火管局，仍是阳中有阴也；右旋为阴，而秋为阳明燥金用事，冬为太阳寒水管局，仍是阴中有阳也。推之木火位于东南阳也，其对待则为阴；金水位于西北阴也，其对待则为阳。或为正化阴阳，或为对化阴阳，或为从化阴阳。使不能参透此中消息，而漫欲胶柱鼓瑟，其不至杀人如草菅也几希矣。

朱丹溪养阴说书后

丹溪朱氏创为养阴之说，后贤张景岳、薛立斋辈，又从而张皇之，而芍归冬地等物，遂为人世仙丹。彼盖以为阴者，水也，以水补水，实开天地未有之奇，而补轩圣岐圣仲圣之所未备。呜呼！自有此说，其所全活固不下千千万万，其所诬死亦不下千千万万。何者？彼所谓水，乃天地间半面之水，非天地间完全之水也。虽溯乎水之源，推夫水之流，究不知水为何物也。夫水天一所生，地六所成。生者始其气也，成者胎以形也。惟形成于地，故浸润而深沉；气禀于天，故周流而磅礴。阳统夫阴，阴承夫阳，斯乃为水之全相矣。如但以地六所成为水，而忘却天一所生一层，是犹父母共生一子，但知其为母之子，而不知其亦为父之子也。不亦诬乎？且丹溪认水既差，故其认证亦差。夫世之水亏火炎等证，谓之水亏则可，谓之阴亏则不可。盖谓之水亏，则或补水阴，或补水阳，其法犹活。谓之阴亏，则但补水阴，未免只就一边谈理矣。况虚劳家，寒者多而热者少。经曰："劳者温之。"又曰:"调以甘药。"此为知本之论矣,专重养阴何为哉?

斑疹痧痘治法说

斑疹诸证,汉唐以来千有余年,率用辛温表散,主以升麻葛根汤,此汤即麻杏石甘汤之变制,亦即张长沙之遗法也。吴氏鞠通著《温病[1]条辨》,矫伤寒治温证之弊,斥辛温之谬,羌活麻葛西河柳等药,著为此证厉禁。遵用《内经》,热淫于内,治以辛凉法,改主凉散,遂为此证,大开生面,而补前圣之所未备矣。然吾纵观运气诸书,察见夫古今来之地球,形如鸡卵,少阴居于极底,次上为太阴,再上为阳明,再上则为太阳矣。少阳主风主火,游部也。冬月盛寒,阳气潜藏,沉于极底,与少阴为伍。待到春暖花开,阳气鼓动,或发于少阴,或发于太阴,或发于阳明,或发于太阳。是其为阴为阳,部位虽不同,而其为斑为疹为痧为痘,形形色色,灿呈于皮肤之上者,则同也。但阳气畅茂者,率能透达无遗。阳气滞郁或歉弱者,多难历阶而升。升麻葛根善发胃中阳气,能托毒外出,不使毒火内陷。然则此法为火添炭,非为虎添翼也。吴氏斥为背谬,毋乃己则无理,反责人之有理者乎?虽然吴氏通儒也,非漫无所见,好雌黄人物者比。彼盖以为,若毒皆发于皮毛肌肉,肺主皮毛,阳明主肌肉,就运气言之,二者皆属金,火来烁金,故主以凉散,亦可为凿凿有理矣。余以为,诸

---

[1] 病:原作"证",今改之。

证随温证而见者,谓之温斑温疹温痧温痘,但治其温而诸证自罢。其不随温证而见者,可遵用仲景伤寒例,分六经论治。少阳虽属火,其发于少阴则为少阴少阳,发于太阴则为太阴少阳,发于阳明则为阳明少阳,发于太阳则为太阳少阳。在太阳必兼寒水,在阳明必兼燥金,在太阴必兼湿土,在少阴必兼君火。或温散,或清解,或峻攻,或和补,惟随其各经现证以治之。或者其不陷于偏乎?愿奉商世之善治斯证者。

人身阴阳通于天地图书说

万物之生,负阴抱阳,久为老生长淡矣。不知此语圣人发之,亦惟圣人知之,未易浅近窥也。试觇缕言之:人之一身六腑在前,五脏在后。腑者阳也为天之气,脏者阴也为地之气。天气必左旋,故由右边之金水陆续转到左边,则先盘旋于阳明燥金,然后结果于太阳寒水。地气必右旋,故由左边之金水陆续转到右边,则先鼓动于太阴湿土,然后发皇于厥阴肝木、少阴君火。人之处世,虽曰顶天立地,倘伏之使若图之龙马然,则脏阴在上,腑阳在下,其为负阴抱阳也明甚。夫人身其小者也,不观之天地乎?天位乎上,地位乎下,形虽不同,其实皆一气浑沦的。自上数之,最上为寒水,次上为燥金,中为湿土,次中为君火,末为肝木。下面木火逆上,便是上面金水;上面金水注下,便是下面木火。然金水在外,阴也;木火在内,阳也,其为负阴抱阳也明甚。夫天地其小者也,不观之河图乎?图自右旋,则由一九以至二八;图自左旋,则由三七以至四六。由三七以至四六,是木火之气动也;由一九以至二八,是金水之气动也。然金水在西北二方,阴也;木火在东南二方,阳也,其为负阴抱阳也明甚。夫以图书天地有形之阴阳,定人身中无形之阴阳,则凡所谓木火为灾,金水为灾,与夫由木火而转属金水,由金水而转属木火者,皆不啻烛照数计而龟卜也。业此道者,果能熟读三经,并采诸家传注,则胸中先有成竹,迨至临证,虽未能一一尽合,然亦何至背道而驰哉?

少阳相火有二种说

少阳相火,说者纷纷。有谓太阳为表,阳明为里,少阳为太阳阳明之半表半里;有谓太阳为表,太阴为里,少阳为太阳太阴之半表半里;有谓少阳为游部,外而三阳,内而三阴,皆少阳之气游移于其间。是三说皆有理,而犹未尽其义也。余以为人身如小天地,天地阴阳不同,斯人身阴阳不同。人身阴阳既不同,则夫少阳者,乃阴阳二气之发轫也,安能尽同乎?大凡邪之伤人,非自内而外,即自外而内,邪之发作处不同,故其为阴为阳亦不同也。盖尝仰观天象,俯察球形,而有以知其理之必然矣。天在上,而其气则根于地下。如厥阴为一岁之始,由厥阴而少阴、而太阴、而少阳、而阳明、而太阳,是谓岁序之阴阳;地在下,而其气则发于天上。如太阳为一日之中,由太阳、而阳明、而太阴、而少阴、而厥阴、而少阳,是谓日序之阴阳。就岁序之阴阳言之,太阴之前一位为少阳,是为太阴少阳；就日序之阴阳言之，厥阴之前一位为少阳，是为厥阴少阳。太阴少阳，即古贤所谓湿火也。厥阴少阳，即古贤所谓风火也。为火虽同，而其来自阳分，来自阴分，则不同也。故曰：有两种也。

阴阳开阖说

太阳为开，阳明为阖，少阳为之枢；太阴为开，厥阴为阖，少阴为之枢。注家未晰，余欲以鄙见解之。太阳在外，故为开；阳明在内，故为阖；少阳为两阳之先锋，锋向外则开，锋向内则阖，是两阳之开阖，皆少阳为之也。太阴在外，故为开；厥阴在内，故为阖；少阴为两阴之主帅，帅在外则开，帅在内则阖，是两阴之开阖，皆少阴为之也。所以然者，阳主发散在外，故以在外者为枢；阴主收敛在内，故以在内者为枢也。或曰：阴阳开阖，皆以二少为枢。其载在《伤寒论》者，亦有例之可举乎？曰：少阳证，不渴，身有热，宜发汗，柴胡加桂枝汤主之，是以少阳转太阳也。少阳证，心中痞鞕，呕吐而下利者，大柴胡汤主之，是以少阳转阳明也。少阴证，腹痛小便不利，四肢沉重疼痛，自下利者，此为有水气，真武汤主之，是以少阴转太阴也。少阴证，吐利手足逆冷，烦躁欲死者，吴茱萸汤主之，是以少阴转厥阴也。然则二三日、五六日，古之人每欲执枢以运，亦不为无见矣。

伤寒言足不言手说

伤寒言足不言手，说者纷纷矣。余以为皆无当于本旨也。伤寒言足不言手,犹之伤寒言寒不言六气也,何者?人身经络,不论上下论表里,手经虽在上而偏于里,足经虽在下而偏于表,表面皆太阳寒水地方。故偶有寒祲[1]来袭,他经无恙,足先不支,在外焉故也。夫表者,里之纲也。折柳而藩其圃,蔬果便在其中;制衣而被其体,肤干便在其中。然则伤寒言足不言手,以言足即言手矣,岂伤足不伤手之说也哉?

天人合一说

天缺西北,日月西移。地陷东南,江河东注。余旷观天地,不禁旷然有感也。宇宙之大,阴阳二者而已矣。属乎阳者皆法天,法天必左旋;属乎阴者皆法地,法地必右旋。以其法乎天者言之,厥阴为一岁之始,由左而旋,为少阴,为太阴,为少阳,为阳明,为太阳,皆数其未生之卦,地气上腾之象也。以其法乎地者言之,太阳为一日之中,由右而旋,为阳明,为太阴,为少阴,为厥阴,为少阳,皆数其已生之卦,天气下降之象也。地气上腾,以木火土金水为序,盖木火之气一动,其势自然上行。天气下降,以水金土火木为序,盖水金之气一动,其势自然下行。然天气也,地气也,亦非一彼一此不能牟尼一串也。地气上腾,地气便是天气;天气下降,天气便是地气。经所谓地气上为云,天气下为雨。云腾雨降,总是一物而已矣。人之一身,肺主出气,肾主纳气。出气为呼,纳气为吸。一

---

[1] 寒祲(jìn):寒气。祲,日旁云气,多指不祥之气。

呼一吸,脉行六寸,手三阴脉由中到手,手三阳脉由手到头,足三阳脉由头到足,足三阴脉由足到中,亦是上而复下,下而复上,宛转关生,如环无端。故曰:人身如小天地也。

方 剂 索 引

C

苍术白虎汤　98

柴胡截疟饮　131

承气汤　89

D

当归温疝汤去小茴加地肤
　　子滑石通草　125

当归温疝汤去小茴元胡川
　　楝加地肤子滑石通草
　　125

F

附子汤　88

H

黄连温胆汤加青黛　90

J

揭壶盖汤　117

解结汤加姜附　115

P

平饮丹　82

S

渗湿除痒汤　127

渗湿扶阳汤　100, 127

渗湿扶阳汤加薏仁二丑
　　123

渗湿寒下汤　127

渗湿和表汤　84, 125

渗湿和里加二丑大黄汤
　　99

渗湿和里加桂枝防己汤
　　101

渗湿和里汤　78，124，125

渗湿和里汤倍半夏枳实　112

渗湿和里汤倍姜半朴　118

渗湿和里汤倍枳实加草果　87

渗湿和里汤加白芥子草果芫花　113

渗湿和里汤加白芥子旋覆花　116

渗湿和里汤加大黄　86，89

渗湿和里汤加二丑　94，122

渗湿和里汤加附子干姜葶苈子　120

渗湿和里汤加腹皮二丑　114

渗湿和里汤加干姜草果　114

渗湿和里汤加姜附　100，113，119，122

渗湿和里汤加姜附二丑　100

渗湿和里汤加姜附二丑大黄　99

渗湿和里汤加麻桂防己　85

渗湿和里汤加平饮丹十丸　119

渗湿和里汤加芩连　87

渗湿和里汤加吴萸二丑　97

渗湿和里汤加吴萸桂附　97

渗湿和里汤去槟枳加姜附　88

渗湿和里汤去槟枳加吴萸干姜　115

渗湿和里汤去滑通加姜附　94

渗湿和里汤去滑通加吴萸姜附　97

渗湿和里汤去枳实槟榔加附子故纸吴萸　89

渗湿和上汤　84，126

渗湿和下汤　84，126

渗湿解悸汤　127

渗湿解结加大黄汤　99

渗湿解结汤　103，105，126

渗湿解结汤倍枳实二丑　93

渗湿解结汤加大黄　89,93

渗湿解结汤加姜附　82,94

渗湿解结汤加姜附沉香
　105

渗湿解结汤加姜附大黄
　93,95

渗湿解悬汤　127

渗湿解噎汤　127

渗湿开表汤　127

渗湿拈痛汤　127

渗湿暖水汤　117

渗湿平反汤　127

渗湿热下汤　127

渗湿散火汤　87,98,126

渗湿通和汤　85,107,125

渗湿通和汤加萆薢　110

渗湿通和汤加平饮丹　108

渗湿温脏汤　127

渗湿消肿汤　127

渗湿逐虫汤　127

W

温胆汤加生地汁　90

Y

萸桂苓泽汤　115